AF240493

Pitié pour les Hommes

L'euthanasie : le droit ultime

DU MÊME AUTEUR

ESSAIS ET DOCUMENTS

ESSAIS ET DOCUMENTS

Vivement le doute, Les Lettres Libres, 1986
Mauvaise graine de mandarin, Le Centurion, 1988
La Vie devant nous. Enquête sur les maisons de retraite, Le
  Seuil, collection « L'Épreuve des faits », 1995
La France de l'audace, Le Seuil, 1999
Tempête sur l'hôpital, Le Seuil, collection « L'Épreuve des
  faits », 2002

ROMANS ET NOUVELLES

Le Médecin qui rêvait d'être magicien, nouvelles, Le Seuil,
  1997, prix de la Ville de Brive, centenaire de l'hôpital
  2003
Cruelles retrouvailles, roman, Julliard, 2003, prix du roman
  du Doubs 2002, prix Littré 2003, mention spéciale du
  jury au prix du Télégramme de Brest 2003
Parfum d'ébène, roman, Julliard, 2004, prix du Lions Club
  Paris 2005
Tante Gina, roman, Julliard, 2006
Ton silence est un baiser, roman, Julliard, 2007
Rouge majeur, roman, Panama, 2008

Denis Labayle

Pitié pour les Hommes

L'euthanasie : le droit ultime

Stock

Parti pris

Ouvrage dirigé par
Hervé Hamon

ISBN 978-2-234-06195-8

« Le problème avec la morale,
c'est que c'est toujours la morale des autres... »

Léo Ferré

Trop d'hypocrisie dans ce débat ! Trop de silences coupables, d'insultes, de procès d'intention ! Trop de politiquement correct, et d'humainement incorrect. Trop de déclarations péremptoires faites par des ignorants, de jugements déplacés, de bavardages indécents. Trop de pseudo-« sages », de politiciens timorés, de religieux doctrinaires. Trop de spécialistes incompétents, de « professeurs » qui professent sans savoir.

Beaucoup trop...

Un jour de juillet 1998, après avoir lu le journal, j'ai décidé de prendre la parole. J'avais derrière moi trente ans de vie hospitalière et j'exerçais les fonctions de chef de service depuis une quinzaine d'années.

La presse annonçait la mise en examen d'une jeune infirmière, Christine Malèvre, accusée d'avoir aidé des patients à mourir. Ni pour de l'argent, ni par folie. Mais par compassion. Et l'on vit surgir dans les journaux, avant même le début de l'instruction, les mots d'assassin, de meurtrière, et même de *serial killer*. Progressivement, j'ai entendu monter l'hallali, alors que, chaque jour, des médecins et des soignants agissaient de même, eux aussi par compassion, pour les malades en fin de vie, dans une clandestinité pénible, imposée par une loi répressive. Je me permis d'aller à contre-courant en écrivant pour le quotidien *Le Monde* un article intitulé : « Plaidoyer pour une infirmière[1] ».

Il attira l'attention de l'avocat de la défense qui me demanda de témoigner en faveur de l'accusée. Nous ne fûmes pas nombreux à venir à la barre : très peu de médecins, encore moins d'infirmières. La profession fit preuve d'une étonnante absence. Je garde un souvenir terrible de ces deux séances au palais de justice. Personne ne souhaitait entendre une vérité gênante. Cette affaire mettait en lumière toutes les ambiguïtés d'une société qui, ayant toujours refusé d'aborder les problèmes posés par la mort, avait laissé s'installer un décalage entre une réalité médicale clandestine et le

---

1. Denis Labayle, « Plaidoyer pour une infirmière », *Le Monde*, 30 juillet 1998.

code pénal. Que reprocha le procureur à Christine Malèvre ? « De s'être identifiée de façon massive et sans distance à la souffrance de l'autre, et avoir pensé préférable, sans autre précaution, d'accélérer la mort. » Autrement dit, d'avoir agi en conscience comme des milliers de soignants. La presse annonçait des dizaines de « crimes », la justice retint quatre dossiers. Je les ai lus intégralement. Ils concernaient quatre malades, tous atteints d'affections mortelles, arrivés en fin de vie. On a reproché à l'infirmière d'avoir agi seule, « hors de toute hiérarchie, sans intervention d'un tiers et sans référence à la loi ».

Bien sûr, il y avait faute. Faute d'avoir prescrit, faute d'avoir pris une décision sans en parler, faute d'avoir porté atteinte à l'image fantasmée de l'infirmière et d'avoir cru que la compassion est ici-bas une excuse. Et, surtout, faute d'avoir voulu résoudre seule un problème que la société refusait d'aborder. La sanction était légitime, elle avait pris trop de risques, mais une sanction humaine, équitable. Pas dix ans de prison, une amende colossale et l'opprobre général.

On s'est acharné sur cette jeune femme trop fragile, trop sensible et terriblement seule, confrontée à une situation qui lui était devenue intolérable. Pourquoi, pendant trois ans, sa hiérarchie l'a-t-elle laissée à son poste, alors que ses collègues de travail étaient parfaitement au courant de ses angoisses et de sa dérive, comme elles l'avouèrent plus tard au cours de l'émission de télévision « Faites entrer l'accusé » ? Alertés à temps, ses supérieurs auraient pu la muter vers un secteur moins exposé, un service de consultation par exemple. Il aurait suffi d'un peu d'honnêteté et de courage collectifs.

Les véritables responsables de l'affaire Malèvre sont ceux qui ont toujours refusé d'aborder le problème de la fin de vie, qui ont laissé agir les soignants dans la clandestinité, qui ont défendu l'hypocrite attitude du « surtout ne pas légiférer », alors que la loi était là, injuste, cruelle, cynique, en décalage avec la réalité. Une politique du « pas vu, pas pris » que beaucoup défendent encore aujourd'hui.

Ce procès m'a laissé un goût amer : une impression de lâcheté, de haro sur le baudet. Jamais je n'ai senti si vraie la morale de la fable de La Fontaine, *Les Animaux malades de la peste* : « Selon que vous serez puissant ou misérable, les jugements de cour vous rendront blanc ou noir. » Des jugements comme celui-ci, il aurait pu y en avoir des dizaines, puisqu'il suffisait d'être dénoncé par une collègue « courageuse » pour être envoyé devant les assises.

Dès le début du procès, j'avais prévu le pire. Aussi avais-je proposé à l'avocat de la défense de lancer un manifeste signé par des médecins et des infirmières qui affirmeraient avoir aidé des patients à mourir. Il ne jugea pas la tactique positive, refusant de faire de ce procès un débat général sur l'euthanasie. On ne parlait que de cela mais, une fois de plus, il fallait faire semblant. Je me soumis à contrecœur, certain que l'homme à la robe noire commettait une erreur stratégique. L'issue du procès prouva que j'avais raison.

Dans l'article du *Monde*, j'avais également rappelé que, chaque année, des milliers de personnes âgées mouraient par négligence, dans l'indifférence générale, au sein d'institutions transformées en machines à sous, sans que ces « morts accélérées » ne mobilisent la justice. J'étais bien placé pour en parler, venant de publier deux ans auparavant, en 1995, un livre intitulé *La Vie devant nous. Enquête sur les maisons de retraite*[1], qui dénonçait cette situation dramatique. Beaucoup d'échos dans les médias ! Dommage que tous ceux qui ont crié haro sur l'infirmière se soient tus à l'époque. Qu'ils n'aient pas dénoncé cette atteinte

---

1. Denis Labayle, *La Vie devant nous. Enquête sur les maisons de retraite*, Le Seuil, 1995.

à la vie et à la dignité, largement répandue dans l'Hexagone. Dommage que les responsables de ces mouroirs à but lucratif n'aient pas été jugés. À croire que, dans le domaine de la fin de vie, seuls les actes de compassion mènent en prison !

Quelques mois après l'affaire Malèvre, Jacques Pohier, ancien dominicain qui n'était ni infirmier ni médecin mais président de l'Association pour le droit de mourir dans la dignité (ADMD), publiait aux éditions du Seuil un livre intitulé *La Mort opportune*[1], dans lequel il rapportait cinq situations où il avait aidé des personnes à mourir par injection d'insuline. Sans suite ! En 1999, Béatrice Piccini, une des rares infirmières à avoir eu le courage de témoigner au procès de sa collègue, publia aux éditions Michalon un ouvrage intitulé *Euthanasie, l'hôpital en question*, dans lequel elle révélait son expérience active et dénonçait la lâcheté du silence. Sans suite. En 2000, dans le livre *Mourir dans la dignité. Quand un médecin dit oui*[2], Bernard Senet, médecin généraliste, reconnaissait avoir aidé

---

1. Jacques Pohier, *La Mort opportune*, Le Seuil, 1998.
2. Catherine Leguay, commentaires d'André Comte-Sponville, *Mourir dans la dignité. Quand un médecin dit oui*, Robert Laffont, 2000.

des personnes à mourir. Sans suite. Sans suite. Sans suite... Étonnante justice !

L'article dans *Le Monde* et mon témoignage à la barre me valurent quelques invitations à la radio ou à la télévision pour débattre du sujet. Je me rendis alors compte combien les lobbies antieuthanasie étaient puissants, bien organisés, agressifs et souvent sous influence religieuse.

Les dix années suivantes, les affaires se succédèrent, révélant la multiplicité des situations et la complexité du problème. La justice continua de juger froidement, et les politiques de louvoyer. Seule l'opinion publique commença à comprendre la nécessité d'un changement, car ces affaires n'étaient pas de simples faits divers, elles parlaient d'un sujet qui les concernait directement.

Si l'affaire de Vincent Humbert fut la plus médiatisée, je me sentis à nouveau mobilisé lorsque éclata, en août 2006, l'affaire du Dr Laurence Tramois et de l'infirmière Chantal Chanel, toutes deux jugées en cour d'assises pour avoir aidé à mourir un malade cancéreux souffrant de douleurs non contrôlables, et ce, parfaitement en accord avec la famille. Une situation classique comme nous en rencontrons dans notre pratique quotidienne. Je décidai alors de rédiger un manifeste pour que cessent ces mises en accusation de soignants, aussi injustes qu'hypocrites. Cette fois, je me dispensai de l'avis des avocats et me contentai d'en avertir ma collègue mise en accusation.

Se lancer seul dans la réalisation d'un tel projet n'est pas chose aisée lorsqu'on ne dispose d'aucune infrastructure pour diffuser un manifeste au niveau national. Comment le faire lire, le faire signer, classer les signatures et publier le texte dans la presse quand on travaille toute la journée à l'hôpital ? Par chance, je tenais depuis de nombreuses années une rubrique dans un célèbre magazine qui ne comptait pas moins de 800 abonnés : *Pratiques. Les cahiers de la médecine utopique.* Son rédacteur en chef, Patrice Muller, un ami de trente ans, fut tout de suite partant et le manifeste parut dans le numéro de septembre 2006, avec quelques dizaines de signataires. Avec 300 signatures, j'envisageai une publication dans la presse nationale. Pourquoi 300 ? Parce que ce chiffre rappelait le manifeste des 343 « salopes » qui avaient affirmé avoir subi un avortement hors la loi, et dont le rôle fut déterminant dans la légalisation de l'interruption volontaire de grossesse. Un autre combat. Gagné celui-là.

Un membre du comité de rédaction de *Pratiques*, par ailleurs adhérent de l'association réclamant le droit de mourir dans la dignité (ADMD), me proposa de diffuser le texte auprès des adhérents travaillant comme soignants. J'acceptai. Par contre, je refusai la recherche systématique de « ténors » de la médecine, de ces grands patrons dont les médias raffolent. Je voulais un manifeste signé par des soignants de la base. D'ailleurs, à deux ou trois exceptions près, aucun membre du « gratin » médical ne me fit signe. Dès lors, les soutiens affluèrent. Avec la secrétaire du service, Michèle M., je passai des heures à classer les noms des signataires. Deux mois plus tard, nous disposions de plus de 2 000 signatures. Le chiffre dépassait mes prévisions les plus optimistes ! Le procès de Laurence Tramois et de Chantal Chanel étant annoncé pour mars 2007, j'envisageai la publication du manifeste dans la presse juste avant cette date.

Toujours par référence au manifeste en faveur de la liberté de l'avortement, je proposai mon texte en priorité au *Nouvel Observateur*. Certes, l'hebdomadaire était d'accord pour une publication, mais sans annonce en première page. Étonnant refus pour une prise de position inédite de tant de soignants sur un sujet concernant toute la société. Et quand je me permis de rappeler à l'un des rédacteurs le militantisme passé du journal, il me répondit tout de go que les temps avaient changé. Par chance, la journaliste en charge du dossier écrivit un texte poignant de vérité, un des meilleurs que j'aie lus sur le sujet.

Déçu par le manque de combativité de l'hebdomadaire national, j'envisageai une publication simultanée dans un grand quotidien, et pourquoi pas de province. Je m'adressai à *Sud-Ouest*, journal de la région où se déroulait le procès du médecin et de l'infirmière. Cette fois, la rédaction décida d'en faire sa une. Le manifeste parut donc le même jour dans un hebdomadaire national et dans un grand quotidien du Midi.

L'effet médiatique fut immédiat. Le téléphone sonna pendant dix heures sans interruption. Journaux, radios, télévisions, chacun voulait en savoir plus. Avec deux autres médecins du magazine *Pratiques*, nous avons tenté de répondre à la demande. D'autant que l'opposition s'organisa immédiatement. On se plaignit au conseil de l'ordre de ces médecins « qui trahissent le serment d'Hippocrate ». Dans certaines villes, les conseils locaux convoquèrent immédiatement des insoumis. Des journalistes bien intentionnés cherchèrent à savoir si tous les signataires avaient vraiment soutenu le manifeste, car quelques médecins paniqués par les menaces judiciaires prétendirent ne pas y avoir apposé leur signature. Hélas pour eux, je pus chaque fois retrouver leur griffe au bas du texte. Au total, une dizaine de défections sur plus de 2 000 signatures : c'était peu. En échange, je reçus des centaines de lettres de soutien et de très nombreuses signatures supplémentaires de soignants. Cette fois, le procès tourna court : l'infirmière bénéficia d'un non-lieu, le médecin fut condamné à une peine de prison avec sursis, peine non inscrite sur son casier judiciaire ! Une peine symbolique pour un procès qui n'aurait pas dû avoir lieu.

Ce manifeste me valut une convocation au plus haut niveau du conseil national de l'ordre des médecins, celui de la présidence. Je me retrouvai donc un jour, en fin d'après-midi, dans les luxueux bureaux du conseil national dont j'avais certainement payé une partie des meubles avec mes quarante années de cotisation obligatoire.

La discussion dura près de trois heures et, je dois le reconnaître, elle fut franche et honnête. Je tentai autant que possible de sortir du général pour revenir au personnel : « Et pour vous, cher confrère, le jour où vous serez en fin de vie, que souhaiteriez-vous ?

Vous soumettre aux décisions d'un médecin inconnu dont vous ignorez tout des idées, ou décider vous-même de votre sort ? » À la fin de la journée, mes deux interlocuteurs reconnurent que la loi Leonetti, votée deux ans auparavant par la Chambre des députés, ne répondait pas à toutes les attentes.

Certes, cette loi apportait des progrès, mais ses propositions étaient souvent imprécises, ambiguës, insuffisantes, favorisant même parfois des solutions humainement inacceptables. L'unanimité du vote des députés n'était pas de bon augure. Elle confirmait le flou et la mollesse du texte. Un manque de conviction et de courage. Même pour les membres du conseil de l'ordre qui me reçurent, c'était une évidence, la loi serait revue un jour ou l'autre. « Mais, ajoutèrent-ils, l'opinion publique n'y est pas prête, et les médecins non plus. »

« Erreur, répondis-je, l'opinion publique est prête, et une majorité de médecins souhaitent un éclaircissement de la loi. Les sondages sont là pour en attester. Ce sont les dirigeants politiques, médicaux et religieux qui s'y opposent. »

L'hypocrisie des mots

Certains trichent aux cartes avec un jeu pipé, d'autres trichent dans les débats avec des mots truqués. Plus l'enjeu est important, plus les tricheurs mentent avec arrogance. Aussi, pour débattre de l'essentiel, de la vie et de la mort, certains n'hésitent pas à employer les moyens les plus malhonnêtes.

La pauvreté du vocabulaire concernant la fin de vie et l'emploi calculé d'une fausse terminologie ne sont pas le fait du hasard. La simplification des termes, l'amalgame des expressions, l'utilisation de qualificatifs réducteurs, tout cela permet de caricaturer la pensée adverse, de la simplifier. Imposer sa propre définition des mots est une tactique astucieuse pour truquer le débat. On se retrouve ainsi parfois en face de tricheurs qui, comme au poker, se distribuent les as, les rois et les reines et vous donnent les sept et les huit. Il est difficile de se battre contre la perversité des termes, il faut du temps pour redonner au mot sa signification d'origine, ce qui n'est pas toujours possible dans un échange médiatique.

Tout cela finit par engendrer l'injure, parfois la menace. Si j'ai reçu un très grand nombre de lettres de soutien, me sont aussi parvenues des menaces de mort, m'annonçant qu'on allait m'« euthanasier en premier ».

Je n'aime pas ce mot, « euthanasie », même si étymologiquement il est parfait : *eu* signifie en grec « bien » et *thanatos*, la mort. Autrement dit la « bonne mort », la mort sans souffrir. La lecture du *Larousse* ou du *Petit Robert* confirme cette définition positive : mort sans souffrance, aider à mourir. Aider l'autre à partir dans la douceur exclut donc tout acte de violence, toute souffrance imposée, toute solution que le malade n'aurait pas choisie.

Mais je n'aime pas ce mot parce que son étymologie grecque ne facilite pas son utilisation saine : elle ouvre la porte aux mensonges et aux interprétations fallacieuses. Ses détracteurs ne s'en privent pas. Ils ont profité de l'intonation d'une syllabe pour faire un amalgame grossier avec la consonance du mot nazi, faisant fi des différences d'orthographe. Ils ont ainsi réussi à en inverser le sens pour imposer une fausse définition dans l'esprit populaire.

À ma connaissance, les nazis n'ont jamais été des adeptes de la compassion, du respect de la volonté de l'autre, de la mort sans souffrance. Ils prônaient l'élimination violente des faibles et des malades selon une planification où l'individu n'avait pas la parole. Cette imposture intellectuelle a déjà été employée, il y a quelques années, lors du débat sur l'avortement : les opposants traitaient de nazis ceux qui aidaient les femmes désirant mettre un terme à leur grossesse non désirée. Au Parlement, l'insulte tomba mal car la ministre de la Santé qui présentait le projet de loi était juive et ancienne déportée.

À l'époque, ces manipulateurs du langage avaient même inventé un vocable pour disqualifier le mot avortement : « avortoir », évoquant l'abattoir. Il a fallu passer par une périphrase, « interruption volontaire de grossesse » et trois lettres, IVG, pour permettre à la loi d'être votée. C'est dire à quel point le mot « avortement », à l'époque, avait été diabolisé. Aujourd'hui, il est passé dans le langage courant et ne suscite plus de réactions épidermiques pour la majorité des gens.

Pour éviter le mot « euthanasie », faudra-t-il aussi employer une périphrase, substituer à ce terme galvaudé une expression plus simple, plus explicite : Aide active au Départ (AAD), Aide au Départ Sans Souffrance, Aide à la Délivrance Désirée ? J'aime assez le mot « départ », car il est doux et fait rêver. Celui de « délivrance » porte en lui une racine de liberté. Aussi j'emploierai la première périphrase pour l'euthanasie, et la seconde pour l'autodélivrance.

Ou peut-être faudrait-il persister, continuer à n'employer que le mot « euthanasie », et espérer qu'avec le temps il retrouve sa douceur originelle dans le langage courant et l'inconscient populaire ?

Faut-il rappeler que la manipulation du langage a toujours été prisée par les idéologies totalitaires. Les nazis en particulier se montrèrent experts dans le détournement pervers des mots : employant le terme « solution finale » pour définir le génocide, « liberté par le travail » pour « soumission à l'esclavage » et « euthanasie » pour « eugénisme ».

Avec une semblable mauvaise foi intellectuelle, je pourrais faire remarquer à ces opposants à l'euthanasie qu'une des solutions qu'ils proposent, consistant à laisser mourir les patients par suppression de l'alimentation et déshydratation, est une méthode qui en rappelle d'autres largement utilisées dans certains camps de sinistre réputation. Bien sûr, la comparaison serait tout aussi absurde ! Je ne leur prête pas les mêmes intentions. Mais la manipulation des mots est un jeu dangereux qui, un jour, peut se retourner contre ses adeptes.

Aussi serait-il temps de mettre un terme définitif aux procès d'intention, aux évocations malsaines du passé pour reconnaître enfin dans la démarche des défenseurs de l'euthanasie une recherche altruiste, une volonté d'écoute de l'autre et de lutte contre sa souffrance. Tout cela et rien que cela.

Bien que conscient du travail pédagogique à accomplir, j'utiliserai invariablement le mot « euthanasie » ou une périphrase explicative comme « aide active au départ » (AAD). Souvent les deux, le mot et la périphrase, côte à côte, afin qu'ils finissent par se superposer et que soit réhabilité le mot « euthanasie », aujourd'hui si dévoyé.

De la même manière, je refuse la terminologie « euthanasie volontaire » en raison de sa redondance : elle laisserait supposer que l'euthanasie ne résulterait pas systématiquement d'une démarche volontaire.

Je réfute également les adjectifs « passif » et « actif », destinés à brouiller les cartes, visant à suggérer qu'une voie serait acceptable, l'autre non. Une façon comme une autre de créer la confusion en opposant les « bonnes » euthanasies, conformes à la morale, aux « mauvaises », toujours considérées comme « criminelles ». Une distinction sournoise largement utilisée, même dans les textes officiels français. Or, aider est toujours un geste actif.

L'euthanasie dite « passive » répondait au raisonnement hypocrite : je refuse de faire tout en faisant.

Mon père est mort d'un cancer généralisé avec une équipe de soins palliatifs à domicile, selon son souhait et ses convictions religieuses. Il a reçu pendant trois semaines de la morphine et des sédatifs à forte dose. Il sortait parfois d'une somnolence pâteuse et moi, médecin, je n'arrivais pas à évaluer derrière ses gémissements étouffés son degré de souffrance. Qui aurait pu le faire ? Je trouve « admirables » les médecins des soins palliatifs qui affirment péremptoirement qu'avec eux les malades ne souffrent plus. Le médecin qui s'occupait de mon père faisait de son mieux, mais en médecine tout est incertitude. Moi qui ai accompagné des centaines de malades en administrant ces drogues courantes, je doutais parfois du niveau de souffrance ressentie par les patients, même après avoir ajusté au mieux les doses avec mon collègue spécialiste de l'unité mobile de soins palliatifs au sein de mon hôpital. Comment certains peuvent-ils être si sûrs d'eux ? Même chez le malade inconscient et sous morphine, la douleur ne démissionne pas si facilement, et la conscience tente parfois un dernier assaut. Comment savoir ce qui se passe dans un corps drogué ? Personnellement, j'ai regretté que le médecin qui s'est occupé de mon père ne l'ait pas libéré plus rapidement d'une situation où il perdait chaque jour un peu de cette dignité à laquelle il était si attaché. Décharné car ne pouvant plus s'alimenter depuis plusieurs semaines, inconscient par moments, l'esprit engourdi à d'autres. Les quinze derniers jours d'agonie, passés dans un coma artificiel, dans une non-vie chimique, ont été totalement inutiles pour lui, pour sa famille qui se demandait quand viendrait enfin sa délivrance. Mon père était opposé à toute aide active au départ, j'ai donc respecté sa volonté. Mais je ne souhaite, ni pour moi ni pour mes proches, un tel gâchis. La passivité peut être terriblement cruelle.

Et pourtant c'est ce délai de non-vie pour le patient abruti par les sédatifs et par la morphine, de souffrance pour la famille, qui reste un enjeu juridique. Une ligne rouge virtuelle à ne pas franchir. En deçà ou au-delà d'un certain délai, juridiquement imprécis, une drogue est ou n'est pas condamnable, et l'euthanasie est passive ou active. Une distinction aussi subtile qu'hypocrite, incitant au mensonge et à la clandestinité.

L'euthanasie serait aussi considérée comme « passive » quand le médecin se contente d'arrêter un traitement même susceptible de prolonger la vie. Autrefois, cette attitude était condamnée comme « non-assistance à personne en danger ». De nos jours, elle est encouragée au nom du refus de l'« acharnement thérapeutique ». La loi encense aujourd'hui ce qu'elle condamnait hier. Que le législateur le veuille ou non, décider de ne plus traiter est une façon active de laisser mourir. Prendre la décision de voir son malade dépérir de faim et de soif, comme certains le prônent, et comme la loi l'autorise, n'a rien de passif.

Ainsi, réduire la durée de vie en administrant un traitement ou la réduire en arrêtant un traitement vital, cela relève de la même intention. Seule la méthode varie. Et la plus « passive » n'est pas la plus humaine. Loin de là !

Toutes ces subtilités pratiques, ignorées du grand public, restent lourdes de conséquences juridiques.

La distinction artificielle entre euthanasie passive et active persiste principalement dans le vocabulaire français. Un peu partout ailleurs, elle a été rejetée.

Parmi d'autres mots négatifs volontairement employés au cours des débats pour discréditer l'adversaire revient régulièrement celui de « tuer ». « Non, monsieur, un médecin n'a pas le droit de tuer. C'est contraire au serment d'Hippocrate. » Combien de fois ai-je entendu cette accusation tout à fait déplacée ?

Tuer, mot terrible et négatif ainsi défini dans le dictionnaire Larousse comme dans *Le Petit Robert* : « Faire mourir quelqu'un de mort violente. » Et les synonymes sont tout aussi éloquents : abattre, assassiner, occire, exécuter... Au-delà des dictionnaires, le mot évoque un interdit dans la pensée populaire, suivant en cela le commandement religieux « Tu ne tueras point ». Le verbe tuer exprime donc la volonté d'ôter la vie à l'autre, mais toujours avec violence et sans son consentement. On tue pendant la guerre. Le criminel tue en assassinant quelqu'un. Autant de circonstances où il n'y a pas, à ma connaissance, d'entente tacite et complice entre celui qui tue et celui qui est tué. Dans ce verbe, il y a toujours en plus un sentiment de domination, de volonté destructrice.

Or, contrairement à certaines affirmations de juges ou d'avocats, aider un malade à partir ne suscite aucun sentiment de supériorité. Ici, nous sommes dans la douleur, la souffrance, la complicité relationnelle. Ce dernier geste humain qu'un médecin peut offrir constitue toujours un engagement douloureux. Un geste qui rend modeste. Un geste si difficile que beaucoup préfèrent ignorer la requête. Rien n'est plus simple, pour fuir, que de s'abriter derrière un dogme. Le fugitif n'aura pas de souci avec la justice. Un jour viendra peut-être où lui-même se trouvera confronté au refus devant sa propre demande... Comprendra-t-il alors l'ampleur de son erreur ? Certains prétendent qu'à l'approche de la mort les patients changent d'avis et remettent en question leur désir de partir, exprimé dans un testament de vie. Je peux affirmer que, à l'inverse, des opposants à toute évolution de la loi, pour des raisons philosophiques ou religieuses, changent d'avis lorsque, tombant malade, ils découvrent le prix à payer pour continuer de vivre.

Et, comme je ne suis pas rancunier, je ne souhaite pas aux dogmatiques, aux manipulateurs de mots de se trouver un jour, à la fin de leur vie, face à l'un des leurs, à l'un de ces esprits rigides qui, refusant d'écouter leur volonté, cherchera à les « accompagner » de gré ou de force pour les mener là où ils ne veulent plus aller. Ils découvriront un peu tardivement leur erreur.

Quoi de commun entre le mot « tuer » et la démarche altruiste qui répond à la demande de l'autre, met fin à ses souffrances en utilisant les moyens thérapeutiques les plus doux possible ?

Et, pourtant, même des personnalités dont les médias rapportent l'opinion font cet inacceptable amalgame. Le généticien Axel Kahn, opposant résolu à l'euthanasie, explique dans *Le Nouvel Observateur* : « Il n'est pas besoin d'ajouter à notre Code civil des exceptions supplémentaires de tuer. Il y a trop d'exceptions puisque, ma foi, on tue dans la guerre, on tue en état de légitime défense. C'est déjà trop[1]. »

Moi, monsieur Kahn, si j'ai aidé mes patients qui le désiraient à partir, j'ai simultanément tenu mes engagements de jeunesse de ne jamais porter d'arme dans ma vie, justement pour ne pas avoir à tuer et pour rester fidèle à mes convictions favorables à la non-violence. À chacun ses mots, à chacun ses choix de vie !

Voilà comment, en dévoyant les mots, l'aide active au départ (euthanasie) devient un crime, et celui qui aide, un criminel, un assassin, un meurtrier.

La force de cette déviance est telle que le médecin qui a eu le courage d'aider Vincent Humbert à réaliser son vœu le plus cher – partir sans souffrance – s'est

---

1. *Le Nouvel Observateur*, 27 mars-2 avril 2008.

senti obligé d'intituler son livre *Je ne suis pas un assassin* [1]. Comme pour justifier une conduite foncièrement humaine face aux accusations des représentants de la justice. Un comble pour cet homme qui fut le seul (avec la mère de Vincent Humbert) à prendre ses responsabilités alors que tant d'autres, des mandarins de la médecine jusqu'à la présidence de la République en passant par les hautes autorités religieuses, se défilaient ou se cachaient derrière des conseils déplacés. Et moi, comme beaucoup d'autres, faudrait-il que je me considère comme un criminel pour avoir répondu par compassion à la demande de mes patients ? Quand ces malades s'adressaient à moi, ils me disaient : « Docteur, je veux partir, aidez-moi. » Personne ne m'a jamais dit : « Tuez-moi », « Assassinez-moi ». Tout cela sent le malsain, la bêtise.

Les manipulateurs de mots n'en sont pas à leur première perversité. Ils utilisaient déjà le mot « tuer » pour l'interruption volontaire de grossesse. Eux, bien sûr, n'avaient aucune responsabilité dans la mort de ces femmes poussées à un avortement clandestin !

Grâce à cet amalgame terminologique, les opposants à l'euthanasie ont réussi à influencer le législa-

---

1. Frédéric Chaussoy, *Je ne suis pas un assassin*, Oh ! Éditions, 2004.

teur, et le monde judiciaire s'est soumis sans la moindre critique. Ainsi le mot « euthanasie » n'existe pas dans le code pénal français. Seuls les mots « meurtre », « assassinat », « empoisonnement », etc. sont reconnus. Et, pourtant, bien d'autres pays, comme l'Espagne, font juridiquement la différence.

On ne peut donc laisser subsister pareille supercherie. Même pour les animaux on respecte la terminologie. Quand un maître emmène son chien chez le vétérinaire pour mettre un terme à ses souffrances, on ne dit pas qu'il l'assassine. Il n'est pas accusé de mauvais traitements à animal. Peut-être le dirait-on s'il laissait sa bête mourir à petit feu de faim et de soif, comme certains le proposent pour l'homme.

Tout le monde juge le geste du maître charitable... en un sens, humain ! Des mots qui témoignent de la compassion que l'on a pour les bêtes, mais pas pour les hommes. Et pourtant la bête n'a rien demandé, alors que dans l'aide active au départ (euthanasie) il s'agit toujours d'une réponse à une demande libre, à une volonté exprimée.

Ainsi le verbe « tuer » ne devrait plus jamais être employé dans un débat honnête. Le médecin, bien évidemment, n'est pas plus destiné qu'un autre à « tuer ». Par contre il a, au sein de la société, un rôle spécifique, celui d'écouter ceux qui souffrent et de répondre à cette souffrance avec ses connaissances et ses moyens.

Heureusement la société est capable d'adapter son vocabulaire à l'évolution de sa pensée, mais cette évolution est lente, et les perversités linguistiques particulièrement tenaces. Récemment, l'Angleterre – un pays dont la justice n'est guère plus progressiste que la nôtre en matière d'euthanasie –, a néanmoins fait évoluer son vocabulaire en adoptant l'expression « *mercy killing* », littéralement « tuer par compassion ». Une progression tout en hypocrisie puisqu'elle garde la violence du mot « tuer », mais y ajoute la « compassion », un antagonisme pourtant incompatible.

Les manipulateurs de mots ne manquent pas d'imagination pour innover. Récemment, le départ pour l'étranger d'un malade en quête d'une aide refusée dans son pays a été baptisé « tourisme de la mort ». Il fallait oser ! Et c'est un procureur de la justice suisse qui en a la paternité. Parler de « tourisme » pour une situation si complexe et si pénible, voilà qui est... inqualifiable ! Et pourtant l'expression malsaine a été reprise, sans la moindre critique, par les médias.

Là encore, le mot « tourisme » avait été employé avec le même mépris, avant la loi Veil, pour qualifier les avortements réalisés à l'étranger. Les formules éculées font toujours recette.

La manipulation des termes touche même l'expression « testament de vie », ce document écrit qui permet au citoyen de préciser avant l'heure ses souhaits pour la fin de sa vie, et l'incite à nommer une personne de confiance pour transmettre sa volonté si besoin. Même cette réforme de la loi Leonetti, réclamée de longue date, n'échappe pas aux sarcasmes des manipulateurs de mots. Ainsi Renaud Denoix de Saint Marc, vice-président du Conseil d'État, affirme, lors de son audition devant la commission parlementaire : « Il ne faut absolument pas s'engager dans la voie du testament de vie qui s'avère en fait être un testament de mort [1]. »

Par compassion pour lui, je l'encourage à marquer par écrit ses souhaits s'il veut qu'un jour on les respecte, sinon on risque de choisir pour lui. Le testament de vie est « un acte individuel et solennel », indispensable au dialogue médecin-malade. Il devrait

---

1. Audition de Renaud Denoix de Saint Marc, « Respecter la vie, accepter la mort », mission d'information présidée par Jean Leonetti, rapport 1708, Assemblée nationale, juillet 2004., t. II, p. 656. Sur Internet.

être quasi obligatoire, comme une responsabilité civique.

Pour une fois que le législateur avait à sa disposition une terminologie claire, il ne l'a pas retenue, et le testament de vie qui exprimait bien la démarche a été transformé en « directives anticipées ». Beaucoup moins explicite, beaucoup moins compréhensible par le commun des mortels. Mais voulait-on vraiment le rendre explicite ? Les changements terminologiques sont toujours le reflet d'un inconscient...

Évoquons enfin la terminologie la plus complexe à rectifier, celle du « suicide assisté ». Elle amalgame deux circonstances fondamentalement différentes : en effet, quoi de commun entre la personne qui désire mettre fin à ses jours par désespoir, et celle qui, jugeant sa vie terminée, craignant la déchéance, souhaite partir en toute sérénité ?

Le Petit Robert définit ainsi le mot « suicide » : « Action de causer volontairement sa mort pour échapper à une situation psychologique intolérable. » Cette définition correspond exactement à la première situation. Pour la dernière, il n'y a pas de définition officielle dans les dictionnaires. Aussi ai-je décidé, comme d'autres, de choisir le terme « autodélivrance ».

Dans l'Antiquité, l'autodélivrance était considérée comme une preuve de sagesse, et non de mélancolie chronique. À l'époque les médecins assistaient ceux qui demandaient leur aide. Dans nombre de civilisations, en finir avec la vie à partir d'un certain âge est une coutume. Un moment où l'homme, estimant avoir suffisamment vécu, ne souhaitant pas tomber dans la décrépitude ni être à la charge des siens, décide de partir.

Il faut donc en finir avec cette fausse interprétation qui voudrait que l'autodélivrance soit une manifestation de désespoir. Assimiler ainsi suicide et autodélivrance n'est pas neutre. Depuis toujours, le suicide a été criminalisé par certaines religions. Pendant des siècles, l'Église catholique a charitablement refusé des obsèques religieuses aux suicidés. Je dis « charitablement » non pour le mort qui se moquait pas mal de la sanction, mais pour l'opprobre jeté sur une famille déjà meurtrie par un décès brutal. Il a fallu attendre la Révolution française pour que le suicide soit décriminalisé. Le suicide n'étant plus un crime, assister celui qui se suicide ne devrait pas en être un. Seule l'incitation au suicide est clairement condamnée. C'est à ce titre que les auteurs du livre *Suicide mode d'emploi* ont été jugés.

Mais les adeptes de la criminalisation du suicide n'ont pas désarmé pour autant. En 1954, ils ont obtenu qu'être présent en de telles circonstances était assimilable à « une non-assistance à personne en danger ».

Associer les deux termes – suicide et autodélivrance – a pour objectif de criminaliser celui ou celle qui porterait assistance à la personne désirant partir. Celle-ci pourrait ainsi être accusée de complicité de... mais de quoi au juste ? D'un « non-crime ».

D'où l'absurdité de la décision d'autopsie de Chantal Sébire destinée à découvrir le « coupable ». Quel coupable ? Ou peut-être était-ce pour remercier l'individu qui a eu le courage de faire ce que la société refusait ? Quand la justice commence à gérer l'absurde, il est urgent pour elle de s'interroger !

Je m'étonne que les fraudeurs de mots aient gardé le vocable « assisté » dans l'expression « suicide assisté », et ne lui aient pas substitué celui de « complice ». Là, ils ont manqué une occasion de nuire.

Devant tant de manipulations linguistiques, que faire ? Que faire quand des siècles d'inspiration religieuse ont dénaturé la terminologie au point d'influencer les textes de la législation laïque ? Plutôt que de se battre contre un inconscient collectif, mieux vaudrait peut-être refuser d'employer ces termes nourris de fantasmes et en créer d'autres.

Aussi me suis-je demandé si, dans cet ouvrage, il fallait se plier au *diktat* du langage imposé ou opter pour un autre. Mais il est difficile de remplacer un mot par une périphrase, car plus le terme est court, plus il est percutant.

Comme je l'ai dit, j'emploie donc indifféremment le mot euthanasie ou une périphrase comme « aide active au départ ». Souvent les deux ensemble, pour montrer qu'ils sont synonymes et bien marteler la vérité.

Je refuse l'emploi de termes ou d'expressions qui n'ont pas leur place dans ce débat, comme « tuer » et son cortège de synonymes : « assassiner », « occire », « empoisonner »... J'ai honte pour ceux qui emploieront l'expression « tourisme de la mort ».

Je garde l'expression « testament de vie », plus explicite que la terminologie officielle de « directives anticipées », floue et ambiguë.

Je fais toujours la différence entre « suicide assisté », réservé aux personnes en grande souffrance psychologique, et « autodélivrance assistée » (AA) qui concerne des personnes sereines et décidées.

Pour débattre positivement, il est important d'utiliser les mots exacts, dans leurs acceptions véritables, inscrites dans les dictionnaires. Et si les termes manquent, il faut les inventer et refuser des amalgames aux significations ambiguës.

En réalité, la manipulation grossière des mots traduit la haine des perdants, la peur de ceux qui pressentent l'évolution inéluctable et brûlent leurs dernières cartouches. Et pas les plus glorieuses !

L'hypocrisie d'un dogme

« Le respect absolu de la vie » !

Quelle religion, quelle idéologie, quelle philosophie, quelle législation ne brandit pas ce dogme comme un absolu sur lequel, jamais, au grand jamais, elle ne transigera ?

Si la vie avait autant de défenseurs, le monde serait bien différent.

En théorie, pour notre société, le respect de la vie humaine est un absolu. Mais est-ce bien vrai ?

Plus la science progresse, plus la vie dépend des possibilités médicales à l'endroit précis où l'on vit. Le malade qui perd sa fonction rénale et ne peut plus éliminer les déchets de son organisme voit réduit son espoir de vie, mais de façon différente selon qu'il habite Paris ou Antananarivo (Madagascar). Là-bas, pour survivre en dialyse, il faut dépenser au moins 40 euros par jour. Quand on sait que le salaire mensuel avoisine les 30 euros, on imagine la sélection. Et, même dialysés, les Malgaches les plus riches auront rarement les moyens de bénéficier d'une greffe d'organe : impossible sur place, hors de prix à l'étranger.

En Europe, le même homme a toutes les chances de bénéficier d'une greffe de rein dans un délai de deux ans, et de recouvrer l'espoir de vivre. À douze heures d'avion de distance, la maladie signifie là-bas un arrêt de mort, et ici la poursuite de l'existence. Une simple question d'argent et d'équipement matériel suffit à faire pencher la vie d'un côté ou de l'autre. Les riches, les pauvres... deux poids, deux mesures.

Il ne faudrait pas croire que, là-bas, les gens sont dupes de cette réalité et la vivent avec résignation. Ils savent que le respect de la vie est un absolu, mais pas pour tous. En tout cas, pas pour eux.

Je reste marqué par la réponse d'une femme malgache, médecin venu effectuer un stage dans notre hôpital. Comme je lui demandai à la fin de son séjour ce qu'elle avait retenu de son passage dans les hôpitaux français, elle me répondit très calmement, sans agressivité, avec un sourire désarmant : « Vous réanimez vos vieux et vous laissez mourir nos gosses. » Terrible constat qui ne cesse de me hanter.

J'entends déjà les hurlements de protestation : « Alors, c'est ça, il faudrait éliminer nos vieux qui coûtent trop cher ? » Mais non, on se calme. Il n'a jamais été question de regarder le problème de la fin de vie par le seul prisme économique de société, mais on ne peut balayer cette question d'un revers de la main, avec un sourire méprisant devant tant de naïveté.

Je conseille aux défenseurs acharnés de la vie d'aller faire un tour là-bas dans les hôpitaux où l'on meurt par manque de quelques euros. Au CHU d'Antananarivo, le plus important hôpital de l'océan Indien, dans cette structure sanitaire de 750 lits de chirurgie, avec, à côté, une maternité réalisant 9 000 accouchements par an, il n'y a pas d'air comprimé, ni au bloc opératoire, ni aux urgences, ni en réanimation. Il est donc impossible dans l'état actuel d'équiper l'hôpital en machines à ventilation artificielle – un équipement de base pour n'importe quels clinique ou hôpital local en France. Le groupe électrogène date de 1968 et tombe régulièrement en panne. Imaginez le résultat sur l'activité du bloc chirurgical. Quant à la radio, elle est inexistante, limitée à un poste de radio pulmonaire.

Pour être opéré, il faut tout acheter à l'extérieur. Pas d'argent, pas de soins. Alors, combien coûte la vie d'un Malgache ? Ou d'un Africain, ou d'un habitant d'un pays pauvre d'Asie ? Pas même une poignée d'euros. Que valent les grands principes quand ils n'ont de valeur qu'en fonction du lieu ? Et là, il ne s'agit pas de faire de l'humanitaire au grand cœur. Seulement de la médecine internationale. Rien de plus, mais rien de moins. Quand on est pour le respect de la vie, il faut l'être sans distinction de lieu, de sexe, de couleur, de moyens financiers. Réglons ces problèmes et ensuite nous parlerons du reste. Sinon notre moralité à géométrie variable se fait la complice silencieuse de l'inacceptable.

Complice silencieuse, par exemple, de ces firmes pharmaceutiques qui refusent pour des raisons strictement mercantiles de livrer les médicaments indispensables à la vie des malades atteints du sida. Les présidents-directeurs généraux de ces entreprises condamnent froidement des millions d'individus à une mort certaine et douloureuse. À ma connaissance, aucune justice internationale n'a mené ces dirigeants devant des tribunaux internationaux pour crime contre l'humanité, ni même pour non-assistance à personne en danger, ni tout simplement pour atteinte à la vie. Dans notre société, le crime économique n'est pas reconnu comme tel.

Au lendemain du 11 septembre, le monde civilisé fut envahi par une panique : il allait être l'objet d'attaques bactériologiques imminentes. Des terroristes allaient répandre chez nous le bacille du charbon ou le virus de la variole, ou toute autre saloperie, et déclencher de terribles épidémies. Pourquoi avons-nous désigné ces meurtriers aveugles et fanatiques comme les représentants du mal ? Parce qu'ils portaient atteinte à NOS vies.

Dans un article paru le 2 octobre 2001 dans *Le Monde,* intitulé « Microbes du bien, microbes du mal », je me permis de questionner le « monde du bien » pour lui demander si cette science-fiction-là n'était pas déjà une réalité pour une grande partie de l'humanité. « Les hôpitaux vétustes qui débordent de patients, les blocs opératoires inexistants, les pharmacies vides, les gamins qui meurent de déshydratation par manque de sérum, les tuberculeux qui ne trouvent pas d'antibiotiques, les dizaines de millions de malades du sida qui attendent la mort dans des souffrances extrêmes... des bactéries déjà là, détruisant certaines nations, sapant leur jeunesse, touchant leurs forces vives. » Et je réclamai « une minute de silence pour les infectés qui meurent par manque d'antibiotiques... Une minute de silence pour les milliers d'hommes, de femmes et d'enfants disparus hier lors d'un accès palustre, parce que leur maladie est due à un parasite trop rare sous nos climats tempérés pour mobiliser les centres de recherche des pays qui ne sont pas concernés ! Une minute de silence pour les victimes de la négligence, de l'oubli, de la bonne conscience ! Car nous connaissions les médicaments, nous avions les moyens d'agir, mais c'était trop cher pour eux. Désolé, c'est la dure loi du marché... ».

Le paradoxe du débat sur le respect de la vie ne s'arrête pas là.

Lorsque certains malades de ces pays économiquement faibles ont l'impudence de vouloir vivre coûte que coûte, et débarquent dans nos pays aisés, bien décidés à profiter de nos soins, nous devrions les accueillir à bras ouverts si le « respect absolu de la vie » était vraiment une valeur universelle, intangible, ne souffrant aucune exception. Et pourtant n'a-t-on pas décidé récemment de refuser les soins aux travailleurs illégaux ? C'est une évidence, sauver la vie de ces gens ne fait pas partie de nos priorités.

On le sait : « La France ne peut accueillir seule tous les malheurs du monde. » Des politiciens de tout bord nous l'ont suffisamment répété. Est-ce une raison pour continuer nos politiques avec autant de cynisme ? Un exemple : par manque de médecins chez nous, suite à nos propres erreurs de planification, nous retenons les praticiens dont ces peuples ont besoin. Les médecins maliens sont plus nombreux en Île-de-France qu'au Mali. Il y a plus de médecins camerounais, malgaches ou ivoiriens en France que dans leurs pays...

J'en vois qui haussent les épaules, lèvent les yeux au ciel devant tant de naïveté : « Ils viennent parce qu'ils gagnent plus d'argent chez nous. Personne ne les retient. » Faux ! Nous les retenons car, sans eux, notre système médical – hospitalier en particulier – s'effondrerait. Ils sont là pour sauver nos vies. Nos vies d'abord ! Mais que fait-on des vies que leur présence sauverait là-bas ? Au lieu d'envoyer des médecins d'organisations non gouvernementales (ONG) faire de la médecine de sauvetage en Afrique ou en Asie, ne serait-il pas plus logique d'aider ces médecins à retourner travailler dans leur pays, pour leur population ? Non pas en les abandonnant à leur sort, mais en les aidant à exercer dans de bonnes conditions. Je peux l'affirmer d'expérience : c'est possible et ça ne coûte pas très cher.

Peut-être aurions-nous alors un peu moins de vieux abusivement réanimés chez nous, et un peu plus de jeunes sauvés là-bas. Si l'on refuse ce transfert de soins, qu'on cesse de prétendre hypocritement que la vie est une valeur sacrée. Je finirais par croire que certaines vies sont plus sacrées que d'autres...

Alors où sont passés les défenseurs de la vie coûte que coûte pour combattre ces scandales humains ? Ils devraient être en première ligne. Je ne les entends pas manifester, hurler leur indignation, réclamer une commission parlementaire pour évoquer la culpabilité des responsables.

Voilà un scandale d'une autre ampleur que de savoir si réduire de quelques heures la fin de vie d'un habitant d'un pays riche, atteint d'une maladie mortelle et désireux de partir est un crime ou non ! D'où vient ce paradoxe surréaliste de nos sociétés qui se déchirent pour savoir si un médecin peut aider un malade mourant à partir, et simultanément se désintéressent de la survie d'enfants qui décèdent d'appendicite aiguë parce que, vivant sous d'autres climats, leurs parents manquent d'argent pour payer l'intervention chirurgicale ?

Mais il n'est pas nécessaire d'aller à l'autre bout de la planète pour se rendre compte que le respect de la vie est une valeur à géométrie variable. Même sous nos climats. J'ai pu le constater lorsque j'ai enquêté avant d'écrire *La Vie devant nous. Enquête sur les maisons de retraite.* J'ai visité à l'époque beaucoup d'établissements dont le seul objectif était le profit. La déchéance, la maladie, l'isolement, la dépression, les escarres, et finalement la mort n'étaient pas les préoccupations majeures de financiers qui avaient trouvé un nouveau filon : l'or gris. Là, on ne se posait pas de question métaphysique. On laissait mourir passivement, à petit feu. Un pourrissement violent... dans le respect légal de la vie. Tout cela dans une complicité silencieuse administrative, politique et financière. Même le secteur public n'était pas épargné par cette politique d'abandon. Il faut se souvenir de ces vastes mouroirs construits tout autour de Paris où l'on envoyait disparaître nos vieux dans l'indifférence générale, y compris celle des médecins hospitaliers qui les adressaient là-bas.

Là non plus, je n'ai pas vu les défenseurs du respect de la vie monter au créneau, je ne les ai pas entendus s'offusquer de ce scandale institutionnel, de cette mort planifiée.

Un silence semblable à celui qui a sévi lors de la canicule qui emporta, en 20 jours, 15 000 personnes !

15 000 morts ! La nature a eu bon dos ! Cette catastrophe annoncée, liée à des erreurs politiques et administratives majeures [1], aurait dû immédiatement imposer la constitution d'une commission nationale parlementaire pour établir les responsabilités du haut en bas de l'échelle. Et des coupables, il y en avait ! De certains dirigeants de maisons de retraite qui, pendant des années, avaient rempli leurs comptes en banque avec l'or gris, aux responsables de Directions des affaires sanitaires et sociales (DASS) qui ont fermé les yeux sur le fonctionnement inacceptable d'innombrables établissements, en passant par les hommes politiques et ceux de la Haute Autorité de santé qui, pendant des années, ont réduit anarchiquement les capacités hospitalières, rendant impossible l'afflux de malades en cas de crise.

15 000 morts ! 15 000 vies ! Et à l'arrivée, rien ! Ni responsable ni coupable. Un événement insuffisant pour qu'un président de la République modifie ses vacances, qu'un gouvernement se remette en question, qu'un ministre, opposant farouche à l'euthanasie, démissionne. Un lampiste qui part, c'est tout. Et à la

---

1. Denis Labayle, « Un prélude à la crise de l'hôpital », *Le Monde*, août 2003.

clé, un budget spécifique en faveur d'établissements dont la plupart n'avaient pas réalisé l'aménagement nécessaire par pure cupidité. Tout cela relève d'une conception pour le moins originale du respect de la vie.

Finalement, quel est le prix d'une vie sur notre Terre ? Là-bas, quelques euros pour sauver un gosse. Ici, des milliers d'euros pour faire vivre une personne qui ne le souhaite plus. Là-bas, des êtres humains qui se voient refuser le droit de vivre au nom du cynisme économique. Ici, d'autres humains à qui l'on refuse le droit de mourir au nom du cynisme idéologique. La vie, là-bas sans importance, soudain sacrée ici !!!

D'un côté, une société qui envoie aux assises un médecin et une infirmière pour avoir aidé UN malade âgé, cancéreux, en fin de vie, à se délivrer de souffrances incontrôlables. De l'autre, la même société peu regardante sur les conditions de fin de vie de milliers de personnes âgées.

Bien sûr, j'aurais pu démontrer avec encore plus de facilité combien la vie est une valeur relative en me référant à l'Histoire. Une histoire humaine remplie de vastes crimes collectifs, de jolis massacres, de spectaculaires guerres inutiles où l'on ôte la vie aux autres avec une telle aisance ! Sans jamais prononcer les mots « assassinat », « meurtre », « homicide volontaire ».

Mais la démonstration eût été trop facile. On m'aurait accusé de raisonnements spécieux...

Les incohérences de la société civile face au dogme de la vie coûte que coûte se retrouvent dans la position de la plupart des religions qui toutes affirment haut et fort leur attachement au respect de ce principe, comme un absolu impossible à transgresser : la vie venant de Dieu, il n'appartient qu'à lui de « décider du jour et de l'heure »... Et pourtant, chaque jour, la médecine modifie le calendrier céleste. Guérir un malade atteint d'une affection grave reviendrait donc à s'opposer à la volonté divine qui en avait décidé autrement ? Comme quoi, tout dogme trouve ses limites dans sa propre logique !

Si c'est la liberté des hommes d'adhérer aux religions, c'est aussi leur liberté de ne pas y adhérer, et de soutenir, à l'instar de la défense de la vie, d'autres valeurs tout aussi essentielles, comme la lutte contre la souffrance... Et si l'ordre des priorités diffère, est-ce une raison pour que la position des uns l'emporte sur celle des autres ? Qui peut être certain de son choix ?

D'autant que le dogme de la vie coûte que coûte, poussé à l'extrême, a déjà mené à l'inverse même de son énoncé.

J'en ai pris conscience le jour où, jeune interne, j'ai veillé toute la nuit en réanimation une jeune femme, hospitalisée en urgence à la suite d'un avortement clandestin. Il est des scènes qu'on ne peut oublier. Ce corps cuivré brûlant de fièvre. La jeunesse et la beauté livrées aux feux de l'infection. Un combat qui s'acheva au matin par le décès de la jeune femme. Une mort absurde, inutile, révoltante. Au nom du respect de la vie de cellules embryonnaires, on avait sacrifié un être humain vivant. Une femme victime de certitudes tranquilles. J'ai regretté que l'un de ces prêcheurs de dogmes ne soit pas à ma place cette nuit-là. Ce n'était pas la première fois que je voyais les conséquences des avortements clandestins, que je recevais l'une de ces femmes meurtries, montrées du doigt par les soignants, méprisées par la société. Cette mort fut la mort de trop. Jusque-là, nourri de valeurs chrétiennes, j'étais plutôt opposé à l'avortement. Ce jour-là, j'ai basculé. Il fallait en finir avec l'hypocrisie des soi-disant défenseurs de la vie, responsables de morts inutiles. L'expérience m'a donc fait changer d'opinion, j'ai décidé de militer au sein du Mouvement pour la libéralisation de l'avortement et de la contraception (MLAC). Trois ans plus tard, la loi Veil était votée.

Curieusement, je retrouve aujourd'hui dans les débats sur l'euthanasie les mêmes « défenseurs de la vie à tout prix ». Les sujets sont différents, mais les opposants d'hier et ceux d'aujourd'hui se ressemblent étrangement : mêmes arguments, même rhétorique, mêmes anathèmes, même peur du changement, même refus pour les autres du droit à penser autrement. Et, chaque fois, l'apocalypse en prime pour demain !

C'est aussi au nom du principe de la vie coûte que coûte que, pendant des années, des médecins se sont acharnés à prescrire des traitements inutiles, à pratiquer des gestes agressifs, coûteux et sans profit pour le malade. Certes, il y avait à l'origine la peur d'être accusé de non-assistance à personne en danger, mais surtout la pression religieuse. Il a fallu attendre le début du XXIe siècle pour que l'acharnement thérapeutique soit mis légalement en accusation et menacé de sanction. Une révolution !

De courte durée, hélas ! Car, à peine l'acharnement thérapeutique venait-il de sortir par la porte des soins curatifs qu'il revenait par la fenêtre des soins palliatifs poussés à l'extrême...

Mais il y a plus grave encore : en plaçant la lutte pour la vie devant toute autre valeur, la religion chrétienne a retardé la prise en charge médicale de la douleur. Loin d'en faire une priorité, elle a fait de la souffrance une valeur rédemptrice. Il est vrai que, dans la Bible, dès la Genèse, celle-ci est présentée comme une punition divine dont Adam et Ève furent les premiers à faire l'expérience. Depuis, une partie importante de l'humanité vit sous cette influence qui a façonné son quotidien jusqu'au traitement médical de la douleur. L'homme s'est soumis à cette vision religieuse de la souffrance d'autant plus facilement qu'il ne disposait pas de médicaments efficaces pour la soulager.

Il a fallu attendre la Seconde Guerre mondiale pour que la valeur salvatrice de la douleur s'estompe. Compte tenu de l'overdose de souffrances que les hommes venaient de supporter avec deux guerres en moins de cinquante ans, le pape Pie XII, en 1957, fit un geste en faveur des humains : il consentit aux médecins l'utilisation de narcotiques pour soulager les malades en fin de vie (merci pour eux !), et aux femmes le droit de suivre les méthodes d'accouchement sans douleur jusque-là très mal vues (merci pour elles...). Une première dans l'histoire du catholicisme.

Le début d'une révolution idéologique ! Une évolution toutefois insuffisante pour modifier radicalement le comportement des nombreux médecins pratiquants. Jusque dans les années 1980, j'ai connu des chefs de service qui refusaient de prescrire de la morphine aux malades, par peur d'aller à l'encontre de leurs convictions religieuses.

Aujourd'hui les discours sur la valeur rédemptrice de la douleur passent de plus en plus difficilement sous nos climats, même chez les croyants. Car la souffrance développe toutes sortes de perversités non seulement physiques mais aussi psychologiques devant lesquelles nous restons en partie désarmés. Après des années d'exercice de la médecine, je ne me suis jamais habitué à la souffrance des malades, et je maintiens que rien, aucune religion, aucune théorie, aucune philosophie, n'arrive à justifier la mort d'un enfant, ou la violence de certaines affections qui torturent sans fin.

Progressivement est apparu un décalage entre la vision pragmatique des croyants face à la souffrance et la position dogmatique de la hiérarchie religieuse, comme dans bien des domaines. Lors de l'enquête de la Sofres de 2006, 71 % des catholiques se disaient favorables à une loi qui offrirait à un malade « une assistance médicalisée pour mourir, dans le cas où cette personne est placée dans un état de dépendance qu'elle estime incompatible avec sa dignité ». Autrement dit favorables à une aide active au départ (euthanasie).

Les théoriciens de la vie coûte que coûte rappellent alors à leurs fidèles, pour justifier leur opposition à l'aide active au départ (euthanasie), le « Tu ne tueras point » biblique qui, pour eux, ne supporte aucune exception. J'ai déjà rappelé que le verbe « tuer » sort du débat, qu'il n'est pas de mise dans la discussion sur l'euthanasie qui est la réponse à une volonté exprimée, accordée en l'absence de toute violence, dans un esprit de compassion. Ce commandement est donc hors sujet.

En revanche, il eût été souhaitable que les religions s'appliquent à elles-mêmes avec un peu plus de rigueur ce commandement « Tu ne tueras point » auquel elles semblent si attachées. La face du monde en eût été changée. Les responsables religieux, si prompts à rappeler ce dogme dans les débats sur l'euthanasie, oublient quelque peu leurs propres infidélités historiques. Les grandes religions se sont rarement opposées à la guerre. Bien au contraire, elles en furent et en sont encore bien souvent les moteurs, quand elles ne suscitèrent pas leurs propres conflits entre courants antagonistes. La liste des entorses au respect de la vie est bien longue dans l'histoire des religions. Citons, pêle-mêle, les croisades des uns, le *djihad* des autres, les petits massacres ici ou là pour sauver le tombeau du prophète, les petites guerres entre soi pour affirmer sa vérité, ou tout simplement l'encouragement à la guerre générale avec bénédiction des armes, en passant par les colonisations pour propager la bonne parole... Je ne parle pas de la peine de mort dont les religions ont été longtemps friandes, et qui fait encore beaucoup d'adeptes. J'ajouterai au nom de la défense du féminisme quelques sorcières brûlées ici, quelques femmes adultères lapidées là. Cinq cents ans d'Inquisition... Plusieurs dizaines de millions de morts pour apporter aux Indiens d'Amérique latine la bonne nouvelle... Quelques pogroms par-ci par-là...

Tout cela est du passé, me dira-t-on ? Quel passé ? Chaque jour, le journal télévisé est rempli de ces exemples d'exactions perpétuées au nom de religions qui se présentent toutes comme des modèles de tolérance. Et l'on retrouve chez certains hommes politiques officiellement très religieux cette schizophrénie, entre leur facilité à faire la guerre et leur exigence théorique du respect absolu de la vie dans la vie quotidienne. Lorsque, en 2005, le mari de Terri Schiavo demanda l'autorisation d'arrêter l'alimentation artificielle que l'on administrait à sa femme, en état végétatif depuis quinze ans, le juge de l'État de Floride la lui donna. Mais des élus républicains firent voter une loi en catastrophe pour que la question relève de la législation fédérale, toujours au nom du respect de la vie. Et George Bush, dont on connaît la fougue militaire, quitta son ranch pour aller voter en pleine nuit cette loi proposée par ses amis. Peine perdue : le juge fédéral donna raison à la famille. Cette affaire qui défraya la chronique concentre en elle toute l'hypocrisie du dogmatisme religieux face à une étrange conception du respect de la vie. Faut-il encore rappeler que, chaque jour, dans certains pays islamistes, des femmes paient de leur vie les lois tyranniques que des hommes appliquent en s'inspirant du livre sacré ? Ou encore les positions intransigeantes de l'Église catholique sur la contraception qui amènent le pape Jean-Paul II, en plein territoire africain ravagé par le sida, à soutenir une position contre l'emploi du préservatif, allant à l'encontre de toutes les campagnes mondiales de prévention ?

Quant au suicide, si souvent condamné par nombre de religions, il fut de tout temps sanctifié dans le martyre, et présenté comme un idéal. Aujourd'hui encore, des hommes se font chaque jour sauter à la dynamite parce qu'un iman vieillissant les y invite. Bref, les exemples ne manquent pas pour illustrer combien le dogmatisme religieux peut se révéler meurtrier. Exigeant sur les principes, laxiste dans la réalité. Un respect à géométrie variable.

J'adresserai la même critique à certaines idéologies laïques dont le comportement parfois quasi religieux a engendré les mêmes excès. Se présentant d'un côté comme les défenseurs de la vie idéale et, de l'autre, bafouant ce principe avec une aisance déconcertante. Je suis surpris de voir encore aujourd'hui le Parti communiste s'opposer à une évolution de la loi sur l'euthanasie quand on connaît le passé de son idéologie qui, du temps du stalinisme et encore aujourd'hui en Chine, a prouvé sa conception très laxiste du respect de la vie.

Depuis longtemps, je me méfie des religions comme des idéologies qui ont en permanence les mots « vie » et « amour » à la bouche, et gardent un glaive à la main.

Aussi, je ne vois pas quelle religion ou quelle idéologie structurée aurait, au nom de son passé exemplaire, le droit de dicter à l'humanité sa vision du respect de la vie. Aux responsables religieux de tout bord, j'aurais tendance à dire : quand on a manifesté tant de tolérance pour le droit de tuer (mort de l'autre dans la violence), on n'a pas le droit d'avoir tant d'exigences envers la mort douce administrée par compassion (euthanasie). J'inviterais volontiers tous ces dignitaires à plus de discrétion dans les débats, à plus de modestie, bref à ne plus pérorer en permanence sur le sujet. Après avoir couvert tant de crimes dans l'Histoire, on ne peut se présenter en champion du respect humain.

Quant à l'idée que l'euthanasie mettrait en péril les bases de notre civilisation, il s'agit d'une triste plaisanterie. Pour dissoudre la civilisation, les guerres, religieusement tolérées, ont été radicalement plus efficaces.

Si la république laïque n'a pas la prétention d'être parfaite, elle a du moins l'ambition de chercher de nouvelles valeurs, plus humanistes, moins dogmatiques. La loi républicaine se doit non seulement de respecter la diversité des opinions, mais aussi de résister aux pressions extrémistes des autorités religieuses. Le regard sur la vie, la souffrance et la mort sont l'affaire de chacun, surtout quand il s'agit de sa propre vie et de sa propre mort. C'est l'ultime liberté de l'être humain.

Et la médecine, dans cette histoire ? Dans le domaine du respect de la vie coûte que coûte, elle n'a pas non plus été économe d'hypocrisie. Avec, là aussi, une divergence majeure entre d'un côté les soignants, confrontés directement au problème sur le terrain, et de l'autre les théoriciens.

Les responsables de la tradition médicale officielle assènent leur dogme, tel le Pr Michel Ducloux devant la commission parlementaire : « Pour un médecin, donner la mort [...] est une limite absolument infranchissable [1]. »

Or, dès le début de mon internat, dans les années 1960, et sans que je demande rien à personne, mes maîtres – multiples et variés –, toutes obédiences confondues, m'ont enseigné les moyens thérapeutiques pour mettre un terme aux souffrances des malades en fin de vie. La composition des associations médicamenteuses, appelées à l'époque *cocktails lytiques,* était enseignée comme une évidence (lytique signifiant, selon *Le Petit Robert,* « qui provoque la lyse », c'est-à-dire, toujours selon *Le Petit Robert,* « la destruction d'éléments organiques »). Cette association médicamenteuse avait un double but reconnu et avoué : non seulement soulager les souffrances par les antal-

---

1. Audition du Pr Michel Ducloux, « Respecter la vie, accepter la mort », *op. cit,* t. II, p. 246

giques et les sédatifs, mais aussi accélérer l'issue afin de permettre aux malades atteints d'un mal incurable de partir dans « les meilleures conditions possibles ». Lorsque mes maîtres m'ont transmis leur savoir, ils m'ont semblé en accord avec un humanisme médical. Il faut être confronté à cette souffrance pour comprendre la nécessité d'agir. Seul l'aspect clandestin de la prescription me rappelait que cette attitude n'était pas reconnue par la loi. Jeunes médecins hospitaliers, nous découvrions avec étonnement la schizophrénie de nos aînés. D'un côté, un discours intransigeant sur le respect de la vie et l'interdiction pour le médecin de « tuer ». De l'autre, des gestes de compassion enseignés dans une parfaite « clandestinité officielle ». Je dis officielle, car les décisions se prenaient en général ouvertement, en équipe, avec l'accord de la famille qui, à cette occasion, découvrait soudainement l'absurdité de la loi.

La mise en œuvre était plus hypocrite. Peu de médecins assumaient leur décision en réalisant eux-mêmes leur prescription. La majorité d'entre eux confiaient aux infirmières la responsabilité de préparer la perfusion. Ce sont elles qui restaient le plus souvent au chevet du malade jusqu'à son dernier soupir. Dans le manifeste des 2 000, on me reprocha d'avoir fait figurer des signatures de soignantes (45 %). Mais comment aurait-il pu en être autrement puisque les infirmières ont toujours été placées en première ligne ?

Voilà comment, pendant des décennies, les chefs de service enseignaient l'euthanasie aux internes, et les internes aux externes. Une transmission du savoir illégal, mais humainement justifié. Un pis-aller. Jamais je n'ai éprouvé la moindre culpabilité. J'avais conscience d'être dans mon rôle de médecin. Comme un réflexe naturel de solidarité humaine, une évidence qui transcendait toutes les idéologies. Aussi, tout au long de ma carrière, ai-je aidé les malades à partir le plus dignement possible, le plus fidèlement à leur souhait. Tout comme les collègues avec qui j'ai travaillé. Sans le moindre sentiment de domination, de pouvoir mégalomane, ni le désir de concurrencer le pouvoir divin. J'étais dans une logique de soignant passant sa vie à contrecarrer quotidiennement les effets négatifs de la nature. Je luttais en permanence contre la souffrance des hommes, en naviguant entre vie et mort. J'éprouvais plutôt une impression d'humilité, de responsabilité lourde à porter, estimant souvent que ce métier, décidément pas comme les autres, était bien difficile à exercer !

Seule impression désagréable, cette clandestinité officielle que la société, par lâcheté, nous imposait.

Pour elle, c'était tout avantage : elle jouissait d'une solution pratique sans jamais aborder la question de fond, sans prendre le risque de modifier sa loi totalement répressive. Cette situation malsaine convenait à tout le monde, sauf aux acteurs médecins et infirmières. Mais le silence sur le sujet semblait si épais, si complice...

Jusqu'à l'affaire Malèvre... Subitement, le voile se déchira. L'hypocrisie fut à son comble. Le monde administratif hospitalier fit semblant de découvrir la réalité. Les médecins se drapèrent dans la dignité du serment d'Hippocrate, jurant n'avoir jamais trahi le sacro-saint principe du respect de la vie. Jamais, au grand jamais. Surtout ceux qui n'étaient pas confrontés à cette situation. Même les infirmières restèrent étrangement silencieuses. Pas de solidarité avec leur collègue sur un tel sujet. Les cocktails lytiques ? Plus personne ne connaissait.

Ce n'est que plusieurs années plus tard, devant la commission parlementaire, que le Pr Didier Sicard, président du Comité consultatif national d'éthique, reconnut : « Le cocktail lytique n'a jamais été destiné à soulager, mais à tuer. Le chlorure de potassium fait partie des cocktails lytiques. Administrer du Phénergan-Largactil-Dolosal n'a jamais servi à permettre au malade de mieux respirer ou d'améliorer la vigilance. Le problème [...] est que ces traitements restaient parfois inefficaces pour donner la mort. En revanche, le chlorure de potassium la donne en quelques minutes. Sur l'intention de donner la mort par cocktail lytique, il ne faut pas être hypocrite. Le mot "lytique" me semble un euphémisme pour dire "mortel". Les mots "cocktails lytiques" signifient que le médecin traitant a considéré qu'il fallait un arrêt de vie [1]. » Voilà enfin une déclaration claire et nette. Dommage qu'elle n'ait pas été proclamée quelques années plus tôt devant les juges. Elle arrivait un peu tard ! À noter que le Dr Didier Sicard, tout professeur qu'il est, et président du comité d'éthique, ignore, lui aussi, la définition du verbe « tuer ».

D'autres auditionnés devant la même commission parlementaire ont persisté dans la négation. Le Pr Emmanuel Hirsch, directeur de l'espace éthique à l'Assistance publique de Paris, a prétendu : « Je n'ai

---

1. Audition du Pr Didier Sicard, « Respecter la vie, accepter la mort », *op. cit.*, t. II, p. 15.

aucune information particulière sur la pose aléatoire, et à l'insu de la personne, de cocktail lytique[1] », laissant ainsi entendre que de telles pratiques n'existaient plus ou restaient exceptionnelles. Soit ce directeur de l'espace éthique a adopté, comme beaucoup d'autres, la tactique de l'autruche, soit son ignorance est coupable car, c'est une évidence, l'euthanasie clandestine existe encore et persistera tant que la situation ne sera pas éclaircie. Sa remarque est étonnante à plus d'un titre : d'abord, elle implique qu'on n'a pas cherché à savoir, et ensuite, ignore que les drogues utilisées ne sont plus les mêmes. Les produits évoqués par Didier Sicard n'ont plus cours : la morphine sous toutes ses formes a supplanté le Dolosal ; de nouveaux sédatifs plus puissants ont remplacé le Largactil, quant au Phénergan, il n'est pratiquement plus prescrit. Les médecins disposent aujourd'hui d'une pharmacopée à la fois plus douce et plus efficace.

Dans une étude publiée dans la revue *Hépato-gastro-entérologie*[2], et que j'ai réalisée en 2003 lors d'un

---

1. Audition du Pr Emmanuel Hirsh, « Respecter la vie, accepter la mort », *op. cit.*, t. II, p. 474.

2. « Attitude des hépato-gastro-entérologues des hôpitaux généraux face au problème de la prise en charge des malades en fin de vie », *Hépato-gastro-entérologie*, décembre 2005.

congrès médical national à partir d'un questionnaire anonyme rempli par des représentants de 56 services hospitaliers répartis dans toute la France, je rapportais l'attitude réelle de praticiens qui, en raison de leur spécialité, étaient particulièrement confrontés à la fin de vie. Une enquête rare qui allait à l'encontre des on-dit. Tous les médecins, sans exception, recouraient à la morphine ou à ses dérivés pour soulager les douleurs des malades – un réel progrès par rapport aux décennies antérieures –, 80 % augmentaient les doses de morphine si nécessaire, même au risque d'abréger la vie. Autrement dit, la lutte contre la souffrance l'emportait sur le « respect de la vie ». Et, plus surprenant encore, 40 % y associaient couramment l'Hypnovel, un sédatif très puissant théoriquement réservé à l'anesthésie, largement plus efficace que l'association Largactil-Phénergan. Les produits employés ont donc changé, mais les pratiques persistent, et je dirais tant mieux !

Heureusement, la très grande majorité des médecins savait écouter la demande des malades et des familles au détriment de la loi en vigueur à l'époque. Cette attitude, longtemps condamnée par la justice comme « empoisonnement », est aujourd'hui « tolérée » sous l'appellation hypocrite du « double effet » des drogues. Car, soyons honnête, comme les cocktails lytiques, les associations à forte dose de morphine et d'Hypnovel ne sont pas administrées seulement pour soulager les malades, mais aussi pour les aider à mourir. À un certain moment, il faut que la barbarie de la maladie cesse.

L'aide active au départ (euthanasie) se pratique quotidiennement dans nos hôpitaux, ou alors les médecins font de l'euthanasie sans le savoir... ce qui, après tout, est possible puisqu'ils ne l'ont jamais appris dans les livres et qu'ils ignorent souvent le sens des mots.

En ne suivant pas le dogme de la vie coûte que coûte, les médecins sont-ils en désaccord avec leur éthique ? Dans tous les débats, des doctrinaires brandissent le serment d'Hippocrate, comme les inquisiteurs le crucifix et les gardes rouges le petit livre de Mao Zedong.

Ce texte prononcé à voix haute par les jeunes médecins devant leurs pairs serait, prétendent-ils, un engagement sacré qui interdirait d'aider les patients à mourir. Et ceux qui défendent l'euthanasie bafoueraient cet engagement.

Je crois que la plupart des inconditionnels du serment d'Hippocrate ignorent le texte initial, et surtout son évolution historique. Il est à peu près certain que le serment d'origine a été écrit cent ans après la mort du célèbre médecin, né quatre cents ans avant Jésus-Christ. Ce praticien eut le mérite dans l'Antiquité de sortir la médecine des superstitions, mais ses avis n'étaient pas pour autant d'une éthique parfaite. Ainsi encourageait-il ses élèves à ne pas rester auprès de leur malade agonisant afin de ne pas nuire à leur réputation. Quant au texte qu'on lui attribue, en dehors du secret médical – valeur éternelle –, le reste est un rideau de fausses vertus : placer mes maîtres au rang de mes parents et considérer leurs enfants comme mes frères me semble discutable et assez peu suivi. L'engagement à ne pas pratiquer certains gestes chirurgicaux ou d'avortement est dépassé. Reste la mention concernant l'engagement de ne pas « remettre de poison ». Notion un peu floue, évidente si on la prend à la lettre. Mais il manque bien d'autres engagements dans ce serment à prétention éthique. Par exemple l'engagement de soulager les souffrances en toutes circonstances ; la nécessité d'accompagner ses patients jusqu'au bout sans jamais les abandonner.

En deux mille cinq cents ans, la médecine a changé, la société a évolué, le texte d'origine s'est donc totalement affadi. La chirurgie est reconnue, l'enseignement ne se fait plus autour d'un maître, la loi sur l'avorte-ment a été votée.

Le dernier texte en date, adopté en 1996 par le conseil de l'ordre, n'a plus rien à voir avec l'original. Sa référence à Hippocrate devient purement formelle. L'esprit même a changé. Il est à la fois plus intéressant parce que le conseil de l'ordre a évolué, et plus complet parce qu'il parle de la nécessité d'informer les patients, de protéger les plus faibles, de ne pas être influencé par l'appât du gain... Un souhait nouveau, encore bien faible...

Concernant la souffrance et la vie, les auteurs ont ajouté : « Je ferai tout pour soulager les souffrances. Je ne prolongerai pas abusivement les agonies » : voilà un réel progrès. Mais, pour le reste, le texte correspond exactement à la position officielle du conseil de l'ordre, partisan inconditionnel des soins palliatifs et opposant farouche à l'euthanasie.

Ce serment nouvelle formule, sans valeur juridique, n'a plus rien à voir avec Hippocrate, mais il devient une sorte d'engagement à suivre la « conception éthique » du conseil de l'ordre. Quand on sait combien, historiquement, celui-ci est resté à la traîne pour reconnaître les innovations institutionnelles (opposition jadis aux cabinets de groupe) ou les nouvelles libertés (droit à la contraception, liberté d'interrompre la grossesse, etc.), tous les espoirs sont permis pour la reconnaissance de l'euthanasie dans le futur serment...

Dans cette prochaine version, le conseil de l'ordre ajoutera-t-il aussi l'engagement absolu de ne jamais faire fortune avec la souffrance des malades ? Voilà qui serait une authentique révolution éthique et donnerait définitivement une nouvelle image de la profession. À suivre...

Venons-en au fond du problème : le dogme qui veut que le médecin soit là avant tout pour assurer la vie. Nul ne sait mieux qu'un médecin à quel point la vie est d'une fragilité absolue. Il suffit parfois d'un retard de raisonnement, d'un geste, du choix d'un traitement, d'une connaissance en plus ou en moins, pour que tout bascule. Certes, il est théoriquement du devoir du médecin de se tenir au courant des progrès médicaux, mais ce n'est pas une obligation éthique, et il est difficile d'être aujourd'hui en permanence au courant des dernières découvertes. La société évalue mal l'importance de ce risque, ce côté aléatoire de la médecine. Une science non exacte, en mutation permanente. L'opinion publique exige des résultats, mais ignore combien ce métier est l'art de gérer l'incertitude. En médecine, rien n'est simple. Derrière les absolus se cache toujours un relatif. Les défenseurs de la vie coûte que coûte citent toujours le miraculé qui s'est réveillé après des mois de coma, mais ils ne précisent pas dans quel état. La haute technologie sauve mais, entre des mains absolutistes, elle peut créer des situations de souffrance extrême. Combien de prématurés ont été réanimés au-delà du raisonnable ? Combien de nourrissons ont été réanimés au-delà du raisonnable ? Combien d'adultes ont été réanimés au-delà du raisonnable ?

De même, pour avoir longtemps axé ses résultats sur la seule durée de vie, la recherche médicale a engendré des absurdités, affirmant parfois l'intérêt de traitements contraignants et onéreux juste sur la prolongation de la vie statistiquement réelle, mais à quel prix ? L'effet des médicaments sur la qualité de vie n'a été pris en compte dans les essais thérapeutiques que récemment.

Aussi, le dogme qui veut que le médecin soit là avant tout pour assurer la vie est-il un absolu qui se heurte à d'autres exigences médicales.

Après quarante années de pratique hospitalière, je persiste à croire que mettre systématiquement la vie au-dessus de tout, en toute circonstance, sans tenir compte des séquelles et des souffrances engendrées, n'est pas conforme à une véritable éthique médicale. Le médecin est là avant tout pour réduire la souffrance, sûrement pas pour en ajouter. Dans certaines circonstances, mourir vaut mieux que vivre douloureusement. Le médecin ne doit jamais oublier que, s'il prend trop de risques, le malade et les familles en supporteront les conséquences.

La lutte pour la vie est certes une exigence, mais la lutte contre la souffrance en est une autre, tout aussi importante. Ces deux priorités en médecine peuvent devenir antagonistes. Mettre systématiquement l'une avant l'autre aboutit à des impasses. Il y a un temps pour l'une, et un temps pour l'autre.

Vérité des faits, hypocrisie des réponses

Bien que différentes les unes des autres, les affaires qui, en dix ans, ont défrayé la chronique et ouvert le débat sur l'euthanasie eurent comme point commun de mettre en cause des soignants.

La hiérarchie administrativo-politico-religio-judiciaire vivait jusque-là dans une situation confortable, fermant les yeux sur une clandestinité qui l'arrangeait bien et lui permettait de faire endosser toute la responsabilité au monde soignant, comptant sur son silence et sa discrétion. Cela dura plusieurs dizaines d'années. Mais tout bascula le jour où la justice s'attaqua à eux, révélant soudainement au grand public l'ampleur de la supercherie. Depuis ce jour, elle ne cesse de se tirer des balles dans le pied.

Sans trop s'y attarder, il est bon de rappeler les grandes affaires et de voir comment chaque fois le monde politique tenta de botter en touche. Malheureusement pour lui, les médias et l'opinion publique le forcèrent à avancer...

La première affaire importante, dont j'ai déjà parlé, fut celle de l'infirmière Christine Malèvre dont la justice décida de faire un exemple, pour s'opposer à toute velléité de changement de la loi. C'était sans risque : une simple infirmière, un peu naïve, facile à condamner. On connaît l'inique résultat.

L'affaire de Vincent Humbert, d'emblée très médiatisée, avec un soutien populaire franc, fut plus complexe à résoudre. La justice s'attaquait cette fois à une « mère courage » et à un médecin au-dessus de tout soupçon. Se rendant compte de sa bévue, elle fit marche arrière, déclara l'affaire trop exceptionnelle, et décréta en catastrophe un non-lieu avant tout jugement.

Mais la justice redoubla de maladresse deux ans plus tard en convoquant devant les assises le Dr Laurence Tramois et l'infirmière Chantal Chanel. Deux soignantes tout simplement humaines ayant agi comme des milliers d'autres, dans une situation extrêmement courante : un patient en fin de vie, atteint d'une maladie mortelle, et souffrant de douleurs difficilement contrôlables. Les soignantes, en accord avec la famille, avaient suivi une progression thérapeutique allant jusqu'au bout d'une logique. Bref, une situation classique comme en connaissent les médecins confrontés à ce type de pathologie, même si les médicaments utilisés diffèrent. Et là réside toute l'hypocrisie d'une ligne rouge juridique invisible dont nous avons déjà parlé. Pour la société, ce fut l'erreur. L'affaire révélait que les lois récemment votées n'étaient pas suffisantes pour éviter la poursuite de l'euthanasie clandestine. Le flou du texte législatif, son ambiguïté, ses insuffisances apparurent au grand jour. Et, malgré une contre-attaque puissamment orchestrée, l'opinion publique comprit que le problème n'était pas résolu.

Avec l'affaire Chantal Sébire, elle découvrit un autre aspect : la demande d'assistance à l'autodélivrance émise par des personnes n'étant pas immédiatement en fin de vie.

Toutes ces affaires révélèrent la multiplicité des situations, l'iniquité de la justice, l'insuffisance des solutions proposées. Surtout, elles firent prendre conscience à l'opinion publique que le sujet n'était pas seulement une série de faits divers, mais un problème bien réel qui la concernait directement.

Quant au monde politique, il ne lui était plus possible de s'abriter derrière un silence hypocrite, il allait devoir prendre position. En attendant le jour où chaque citoyen serait amené à se prononcer directement sur une loi qui engage son propre avenir.

Jusqu'à présent, la décision est toujours entre les mains des politiques, et ce n'est pas une sinécure !

En un temps où la société insiste, à juste titre, sur le droit des malades, où elle exige que la charte sur le respect de la personne souffrante soit affichée dans toutes les structures sanitaires, où elle demande aux médecins toujours plus d'écoute et de compréhension, il est surprenant de voir les dirigeants politiques rester sourds, obstinément sourds, aux demandes d'une partie toujours plus importante de la population.

Car, depuis de nombreuses années, tous les sondages concordent. Dans l'enquête de la Sofres réalisée les 8 et 9 mars 2006, 86 % des Français se disaient favorables (dont 40 % très favorables) à une loi « permettant à un malade une assistance médicalisée pour mourir, dans le cas où cette personne est placée dans un état de dépendance qu'elle estime incompatible avec sa dignité ». Six ans plus tôt, en avril 2000, 86 % des personnes sondées répondaient déjà positivement à la question : « En cas de maladie grave et incurable s'accompagnant de souffrance jugée insupportable, seriez-vous favorable à ce que soit accordé le droit d'aider à mourir à sa demande ? »

On le dit souvent comme une boutade : en république, pour éviter un débat, il faut créer une commission ou charger de mission un « sage ». Pourquoi ? Parce qu'il suffit de sélectionner le sage ou les membres de la commission en fonction de leurs idées pour obtenir un rapport final conforme aux objectifs attendus. Et, dans l'hypothèse contraire, le rapport est immédiatement rangé dans un tiroir.

1997-1999. Suite aux remous de l'affaire Malèvre et au malaise qui s'ensuivit, le ministère de la Santé saisit, en 1999, le Comité consultatif national d'éthique. À tout seigneur, tout honneur.

Son avis, remis en janvier 2000, attendu sans inquiétude par le pouvoir, révéla toutefois une petite surprise : tout en maintenant une opposition de principe, il évoqua la possibilité d'une... exception d'euthanasie. Une petite faille dans les remparts des opposants dogmatiques. Une toute petite faille, car le comité, restant très prudent, limitait son analyse aux cas de personnes « totalement et définitivement dépendantes de machines pour vivre » ou « irrémédiablement privées de capacité relationnelle » pour lesquelles les soins palliatifs n'apportaient pas de réponse. Mais une première, tout de même ! Presque une mini-révolution. La reconnaissance que le dogme de « la vie coûte que coûte » a des limites qui ne peuvent résister éternellement au sentiment de compassion.

On sent dans le texte le désir de reconnaître l'évidence et la peur d'aller jusqu'au bout de la réflexion. Aussi n'apporte-t-il aucune précision quant à la légalisation éventuelle de cette exception ou au maintien d'une condamnation de l'acte médical qui serait soumis à l'indulgence du juge. Autrement dit, le maintien de la clandestinité dans une sorte de « permis-interdit ». La théorie du pas vu pas pris, si chère à certains auditionnés de la commission Leonetti et non des moindres. Une opinion proche de celle de l'avocat de Chantal Chanel, l'infirmière inculpée en même temps que le Dr Tramois, qui expliquait dans le quotidien *Libération* : « Il faudrait qu'une jurisprudence de la Cour de cassation dise que, quand il n'y a aucun espoir de survie, quand il y a consensus familial, quand la souffrance dépasse ce qui est acceptable en termes de dignité humaine, *le médecin peut donner la mort tout en étant conscient qu'il n'a pas le droit de le faire mais que l'"état de nécessité" fait qu'il ne sera pas responsable*[1]. » Un jésuite n'aurait pas dit mieux !

Il n'en reste pas moins qu'à l'époque, en 2000, l'évocation d'une exception d'euthanasie par le comité d'éthique fit couler beaucoup d'encre. Le rapport, sortant de l'orientation souhaitée, fut rangé, comme prévu, dans un tiroir.

Le secrétaire d'État à la Santé Bernard Kouchner, lui aussi écartelé entre son désir de faire évoluer la loi et sa peur de se confronter aux lobbies conservateurs, prit la tangente. Il n'eut pas le courage d'une Simone Veil qui sut, vingt-cinq ans plus tôt, affronter ses propres collègues au bord de la crise de nerfs au cours d'une séance devenue célèbre. Bernard Kouchner se contenta de promulguer une première loi en 1999 qui n'apporta rien d'autre qu'une officialisation du code de la santé publique de 1995, dont les énoncés, enfermés dans un obscur grimoire, étaient ignorés de tous. Sa loi condamne l'acharnement thérapeutique, insiste sur le droit des citoyens à bénéficier de soins palliatifs – c'est à la mode et ça ne mange pas de pain ! –, rappelle au malade son droit à refuser les

---

1. *Libération*, 22 et 23 mars 2008.

examens et les thérapeutiques. Un texte pour donner l'impression de réagir sans rien modifier de fondamental.

Pendant ce temps, en 2001, les Hollandais votent une loi ouverte et rigoureuse dépénalisant l'euthanasie dans des circonstances précises. Ce texte est la conclusion de vingt-cinq années de réflexion, de tâtonnements juridiques et médicaux. Depuis 1984, la Cour suprême jugeait que l'aide active au départ (euthanasie) pouvait être légitimement proposée par un médecin confronté à un « état de nécessité ». Il est bon de rappeler que ce pays, si critiqué en France pour son laxisme et son aventurisme législatif, se préoccupait bien avant le « pays des droits de l'homme » des conséquences de la vieillesse et de la qualité des institutions d'accueil des personnes âgées. Depuis longtemps, il avait imposé des normes architecturales à toute nouvelle construction afin qu'elle soit adaptée au grand âge, ainsi que des obligations strictes de fonctionnement aux établissements d'accueil pour assurer le confort des aînés. En France, même aujourd'hui, on en est loin... Pendant l'enquête que je fis en 1995, j'ai découvert combien nous avions maintenu des structures insalubres ou humainement inacceptables. Côté respect de la vie, on peut aussi rappeler que les Hollandais furent les premiers à distribuer des seringues gratuites aux toxicomanes pour éviter l'extension du sida dans les années 1980, ce qu'ils réussirent pendant que nous tergiversions sur la « moralité » d'une telle pratique. Nous avons perdu des années avant de les suivre, un retard criminel qui fit de nous l'un des pays européens les plus contaminés. Bref, côté dignité et santé publique, ces barbares du Nord, comme aiment à les caricaturer certains auditionnés de la commission parlementaire, n'ont pas de leçons à recevoir de nous.

Leur loi a permis de légaliser l'euthanasie sous haut contrôle. Les critères sont très stricts et se résument à cinq : 1- les médecins doivent être convaincus du caractère volontaire et réfléchi de la requête formulée par le patient ; 2- les souffrances du malade ont un caractère insupportable malgré les soins ; 3- le malade a été informé de sa situation clinique et des perspectives qui lui sont offertes ; 4- le médecin est arrivé à la conclusion qu'il n'existe aucune autre solution raisonnable ; 5- l'avis d'un deuxième médecin confirmant le respect des critères précédents est nécessaire et doit être écrit dans le dossier médical.

Le médecin doit ensuite notifier à un officier de police l'acte qu'il vient d'accomplir. Une commission exerce un contrôle *a posteriori* pour juger du respect de ces critères. Nous sommes loin du laxisme médical et judiciaire dont parlent nos opposants à l'euthanasie. Loin aussi de l'anarchie dans lesquelles s'effectuent nos très nombreuses euthanasies clandestines sans contrôle ni codes, basées sur un « pas vu pas pris » juridiquement stupide, médicalement insupportable, et qui prive le citoyen de son libre arbitre.

Conscient de l'évolution de la loi chez nos voisins, se rendant compte que les soins palliatifs tardaient à se développer et, surtout, que l'opinion publique attendait un changement, le ministre Bernard Kouchner fit promulguer une deuxième loi en 2002 sur tout ce qui ne posait pas réellement de problème idéologique. Avec, néanmoins, des éléments très positifs : la lutte contre la douleur devenue une obligation légale et le droit du malade à l'information, une condition nécessaire à son consentement libre et éclairé. Pour la première fois, le citoyen devenait maître de son choix, libre d'accepter ou de refuser les examens et les traitements proposés. Et si son état l'empêchait de s'exprimer, son avis devait être exposé par la personne de confiance choisie par lui.

En permettant au patient d'exiger le traitement de ses douleurs, en lui donnant la possibilité d'accéder à l'information médicale et en l'autorisant à refuser traitements et examens, la deuxième loi Kouchner, plus audacieuse que la précédente, constitue un transfert important des responsabilités du médecin vers le malade. Mais, en prenant au médecin une part de ses prérogatives, la société se retrouve face à elle-même, avec plus de responsabilités.

Comme rien ne change vraiment, les affaires se suivent, confirmant la règle selon laquelle un problème social faussement résolu revient en boomerang au législateur.

En 2002, année où Bernard Kouchner promulgue sa deuxième loi, l'affaire Diane Pretty porte le problème au niveau européen. Avec toujours le même cynisme de la justice et le même malaise de la société, britannique cette fois ! Une femme atteinte de la maladie de Charcot – l'une de ces affections particulièrement sadiques de la nature – demande à la justice de ne pas poursuivre son mari s'il l'aide à mourir. Un dernier geste d'amour entre époux ! « *No* », répond la justice anglaise. La malade fait alors appel à la juridiction européenne qui se déclare incompétente et la renvoie à son homologue local. Grâce à ces courageux juristes, cette femme mourut de suffocation dans une unité de soins palliatifs...

Pas de réaction en France. Mais un mois plus tard, en mai 2002, le gouvernement belge suivit la directive européenne à la lettre et vota sa propre loi autorisant l'euthanasie. Celle-ci concerne principalement le « patient qui se trouve dans une situation médicale sans issue et fait état d'une souffrance physique ou psychique constante et insupportable qui ne peut être apaisée et qui résulte d'une affection accidentelle ou pathologique grave et incurable ». Là encore, le cadre juridique imposé au médecin est clair, précis. Fini la clandestinité où le médecin est seul juge... quand il n'est pas jugé.

Comme dans la législation hollandaise, une commission examine les cas déclarés, et si les conditions légales ne sont pas respectées, elle envoie le dossier au procureur du roi. Une fois de plus, on est loin du laisser-faire dont parlent leurs détracteurs français. Le texte belge va même au-delà de la loi hollandaise puisqu'elle s'adresse aussi aux malades ne se trouvant pas en phase terminale (cas de Vincent Humbert), mais dans cette situation les obligations légales sont encore plus contraignantes.

Le dernier article n'est pas sans importance sur le plan philosophique : « La personne décédée à la suite d'une euthanasie dans le respect des conditions imposées par la présente loi est réputée décédée de *mort naturelle* pour ce qui concerne l'exécution des contrats auxquels elle était partie, en particulier les contrats d'assurance. » On comprend que la loi belge fasse si peur aux dogmatiques français. Et ils ont raison d'être inquiets, car ce dernier article associant l'aide active au départ et le mot *naturel* représente une véritable révolution culturelle. Fini les insultes aux médecins favorables à l'euthanasie, traités de « meurtriers » ou de « criminels ». Fini les rappels hypocrites et abusifs du commandement « Tu ne tueras point », comme s'il s'agissait d'un assassinat. Fini les menaces ! On parle enfin entre personnes matures, adultes, prenant leurs responsabilités, respectant la liberté de l'autre dans sa spécificité.

Pendant que les Belges légifèrent, le nouveau ministre français de la Santé, Jean-François Mattéi, craignant la contagion, missionne Marie de Hennezel pour réfléchir sur la fin de vie, dans le cadre défini par la loi. Que peut-il sortir de deux opposants farouches à l'euthanasie, et même à tout changement de la loi ? Une poule n'accouche pas d'un lapin. Connue pour ses écrits, surtout célèbre depuis qu'un président de la République, François Mitterrand, l'a consultée, Marie de Hennezel, pionnière dans le domaine des soins palliatifs, formatrice d'accompagnants aux mourants, nie depuis toujours l'évidence avec un entêtement idéologique. Pour elle, toute demande d'aide active au départ (euthanasie) n'est qu'une détresse cachée, et il suffirait de prendre en charge le patient pour que sa volonté de mourir disparaisse. Et lorsque la demande est réitérée, la faute en incombe aux soignants qui manquent de formation et ne savent pas écouter. Hélas pour elle, cette critique auditive peut lui être retournée avec autant de vigueur. Car il n'y a pas plus sourds que ceux qui ne veulent pas entendre. Une surdité pour nier l'évidence : nombre de citoyens non déprimés demandent à partir, sereinement, après une réflexion mûrie de longue date. Une demande citoyenne, qui se manifeste librement lorsque la loi l'autorise, comme en Belgique ou en Hollande, mais aussi dans l'État d'Oregon ou en Colombie.

Le rapport de Marie de Hennezel, remis en octobre 2003, répond à ce qu'on attendait d'elle : de bonnes intentions sur la formation des soignants, le développement et la reconnaissance universelle des soins palliatifs, ainsi que la création d'une Journée nationale de l'accompagnement, etc.! Le rapport reproche aux hommes politiques de n'avoir pas tenu leur promesse de créer des unités de soins palliatifs.

Mais pour le reste, pour l'aide active au départ, pas question de changer la loi répressive en vigueur. *Blackout* ! Aveuglement absolu. Et pourquoi changer la loi puisque tous les ténors des soins palliatifs crient haut et fort qu'ils arrivent à tout résoudre ? Sans exception... ou presque !

À peine Marie de Hennezel a-t-elle rendu son rapport qu'un mois plus tard, à la fin de l'année 2003, l'affaire Vincent Humbert défraie la chronique, et ce pendant plusieurs mois.

Cette fois, à la demande de deux députés, l'un de la majorité et l'autre de l'opposition, le président du Parlement annonce la constitution d'une mission parlementaire. Une première pour cette Chambre des députés qui, avec le Sénat, a refusé de discuter les 12 propositions de loi sur l'aide active au départ déposées entre mai 1988 et octobre 2004. « Sujet sans intérêt ! Suivant... »

Ces députés auraient au moins pu se pencher sur la proposition de loi déposée en 2004, en pleine affaire Vincent Humbert, par une députée, membre de la majorité UMP au pouvoir à l'époque, Henriette Martinez. Ils auraient gagné du temps. Car cette proposition de loi relative à « l'aide à la délivrance volontaire en fin de vie », enregistrée le 4 février 2004, est claire, posée et sans ambiguïté. Elle reprend les grandes lignes de la loi belge, et juge qu'« une personne a droit d'obtenir une aide active à mourir si elle estime que l'altération de sa dignité et de sa qualité de vie la place dans une situation telle qu'elle ne désire pas poursuivre son existence ». Le projet de loi stipule que celui qui apporte cette aide n'a pas commis d'infraction si cette aide a été réalisée dans un cadre précis. Ce texte propose également d'allonger la durée de validité du testament de vie à cinq ans, et de considérer le décès ainsi obtenu « comme une mort naturelle pour ce qui concerne les contrats d'assurance ». Comme la loi belge ! Ce texte n'a même pas été discuté : « À renvoyer à la commission des affaires culturelles, familiales et sociales, à défaut de constitution d'une commission dans les délais prévus par les articles 30 et 31 du règlement. » Circulez, il n'y a rien à voir...

Avec la médiatisation de l'affaire Vincent Humbert, le pouvoir politique se trouve subitement mis au pied du mur. Paniqué, il crée une commission : c'est la moindre des choses en démocratie, et c'est facile à contrôler ! Il suffit de choisir un président dont on connaît les positions, qui constitue un bureau avec des députés sélectionnés, si possible représentant les différentes tendances politiques... mais majoritairement acquis à l'opinion souhaitée. Le bureau, varié mais docile, auditionne des personnalités diverses, mais très majoritairement adeptes de l'orientation décidée. Et l'on obtient un texte final conforme aux objectifs initiaux.

Et tout se passa exactement comme prévu.

Pour commencer, le président de l'Assemblée nationale s'adressa à un médecin – ça fait mieux – connu pour son opposition à l'euthanasie. L'homme est intelligent, il se présente comme ouvert, décidé à travailler loin du débat médiatique. Astucieusement, il affiche sa volonté de rassembler les divers courants d'opinions politiques pour atteindre un large consensus : « Si l'on ne réforme pas la société par décret, on ne la réforme pas non plus dans l'affrontement politique ou idéologique. Plus que tout autre sujet, les questions de société exigent réflexion, maturation et consensus. » Beau discours, mais peut-on sérieusement prétendre faire avancer un débat aussi épineux sans créer de choc ? Le débat sur la libéralisation de l'avortement fut plus que houleux, il fut violent. Pouvait-il en être autrement quand tout ce qui concerne la vie et la mort suscite toujours des réactions archaïques nourries par un terreau religieux ? Annoncer d'emblée la recherche d'un consensus est une façon de reconnaître l'objectif : surtout pas de vagues. Pas question de légiférer sur l'euthanasie. Et tout le monde sera content.

De fait, la commission parlementaire et son président vont là où ils souhaitaient aller : faire croire au large débat, afficher une volonté d'ouverture, céder sur des sujets mineurs pour ne pas toucher à l'essentiel.

Et tout se passa exactement comme prévu.

La composition de la commission est déjà un aveu. Bien que faisant appel à des députés des différents partis, elle rassemble une large majorité d'opposants à l'euthanasie et une très faible minorité de partisans du changement. Pour un sujet de société censé aller au-delà des positions politiques, la répartition des députés, avec deux tiers appartenant à la droite et un tiers à la gauche, n'est pas le reflet de la société. Il est vrai que, dans le même parti UMP, on trouve Mme Christine Boutin, célèbre pour ses prises de position antieuthanasie d'inspiration religieuse, et Mme Henriette Martinez, faisant office, dans son groupe politique, de vilain petit canard. Quant aux représentants des partis de gauche présents dans la commission, ils représentent une tendance réformiste ultra-ultra-modérée.

Suivent alors huit mois d'audition de « personnalités ». Qui sont ces « sages » dont on écoute la parole comme gage de vérité ? Pour le savoir, il suffit de relire le rapport fourni par la commission. Mais quel citoyen va prendre le temps d'analyser ce texte rébarbatif de sept cents pages, rapportant en détail les différentes dépositions [1] ? Pourtant, en s'y intéressant de près, on découvre l'évidence : très peu d'intervenants partisans d'un changement réel de la loi, à peine une dizaine sur 81. Un flot d'opposants, une extrême majorité d'intervenants réclamant de maintenir le *statu quo*, préconisant de ne pas légiférer sur les points polémiques, et prédisant l'apocalypse si la France se rapprochait de ces barbares du Nord...

Que de mois d'auditions, juste pour entendre ce que l'on veut entendre ! En effet, fallait-il s'attendre à un avis différent des milieux religieux, du conseil de l'ordre des médecins, des représentants d'associations de défense des soins palliatifs, et même des juristes qui représentent près d'un quart des auditionnés ? Je ne vois pas ce qui justifie un nombre aussi important d'hommes de loi, pas plus compétents que d'autres pour juger de ce phénomène de société. Vient ensuite

---

1. « Respecter la vie, accepter la mort », *op. cit.*

un nombre non négligeable d'historiens, de philosophes, de sociologues, choisis par cooptation, qui parlent d'un sujet qu'ils ne connaissent qu'en théorie, donnant même parfois des avis médicaux. Pratiquement aucune personnalité du monde scientifique, littéraire, médical ou politique ayant publiquement pris position en faveur de l'euthanasie !

Curieusement, les rares auditionnés favorables au changement participent aux trois tables rondes ouvertes à la presse. Mais ils sont quasiment absents des auditions privées.

La commission ne demandera son avis ni à Mme Humbert ni au Dr Chaussoy, pourtant à l'origine de la convocation de cette commission parlementaire. Exclus pour mauvaise conduite ! Étonnant quand on connaît la popularité de cette femme, chaleureusement applaudie lors des débats publics. Une illustration du profond fossé existant entre les élus et la nation, comme l'a parfaitement illustré le livre de François de Closets [1].

Restent parmi les auditionnés, et non des moindres, les représentants de la profession médicale. Qui sont

---

1. François de Closets, *Le Divorce français... les élites contre le peuple, le peuple contre les élites...*, Fayard, 2008.

donc ces élus, pour avoir été sélectionnés ? Des représentants du conseil de l'ordre – on connaît sa position. Plusieurs médecins, chefs de service de soins palliatifs, on connaît leur position. Plusieurs représentants de comités d'éthique – on connaît leur position –, un médecin président de l'association Alliance pour les droits de la vie – pas de commentaire sur sa position. Mais on ne verra aucun médecin généraliste fréquemment confronté au problème, aucun médecin hospitalier exerçant l'une de ces spécialités difficiles où l'on suit en permanence un grand nombre de malades en fin de vie, telles la pneumologie, la neurologie, la gastro-entérologie... Surtout aucun médecin, aucune infirmière ayant, par le passé, plaidé ouvertement par leurs écrits ou par leurs interventions médiatiques en faveur d'un changement radical de la loi. Tous furent exclus du débat, aucun des 2 000 soignants qui signeront plus tard le manifeste n'y a pris part.

À la lecture attentive des interventions, on est souvent confondu par la légèreté des propos de ces « grands penseurs », du mépris systématique que certains affichent pour qui ne pense pas comme eux, quand ils ne manifestent pas une agressivité inquiétante.

La palme des déclarations les plus surprenantes revient, je crois, au cardinal Philippe Barbarin, archevêque de Lyon et primat des Gaules, qui, à propos de l'affaire Vincent Humbert déclare : « Vous avez pu constater qu'on était dans un système de renfermement entre deux personnes. Ce qui m'a le plus touché, c'est quand le président de la République a envoyé un kinésithérapeute spécial, lequel a obtenu de faire sortir Vincent au bord de la mer en lui expliquant qu'il sentait l'air frais sur sa peau, Vincent avait dit : oui ! Il était prêt. Le goût de la vie n'était donc pas complètement parti. Des portes s'ouvraient pour lui donner le goût de la vie. Puis sa mère est passée avec tout le blocage idéologique par-derrière et il a dit : non ! Cela les a désespérés. Elle a fait le geste...[1] » Pas mal non plus le député Jean Bardet qui ajoute à cette thèse : si on avait « évité ce blocage affectif et duel avec sa mère... je pense qu'on aurait pu lui redonner goût à la vie[2] ». Ou le Dr Jean-Marie Gomas, cofondateur de la Société française d'accompagnement et de soins palliatifs, estimant que « l'affaire Vincent Humbert a fait reculer de plusieurs années la conception de

---

1. Audition du cardinal Philippe Barbarin, « Respecter la vie, accepter la mort », *op. cit*, p. 184.
2. Audition de Jean Bardet, *ibid.*, p. 190.

dignité[1] ». Sans parler du père Verspieren : « Je crois que le Dr Chaussoy a déraillé[2]. »

Et tant d'autres encore ! Faisant passer Marie Humbert pour une mère castratrice, ou incapable de supporter cette charge trop lourde, quand ce n'est pas pour une militante écervelée de l'euthanasie. Quant au Dr Chaussoy, c'est un irresponsable ! Et pourtant qui, dans cette histoire, a le plus déraillé ?

Étonnantes, les versions de ces hommes et de ces femmes qui, sans avoir rencontré ni la mère ni le médecin, jugent inconcevable qu'un homme quadriplégique, aveugle et sourd, affirme vouloir en finir, et qui décrètent sans la moindre pudeur qu'un bon kinésithérapeute, quelques promenades en bord de mer et un bon psychologue ouvert au dialogue auraient suffi pour lui redonner goût à cette vie formidable ! Un psychothérapeute particulièrement doué pour dialoguer avec une personne qui ne s'exprime que par des mouvements du pouce ! Tous ces gens ont oublié l'essentiel : face à leurs dogmes, il y a la liberté d'un homme, citoyen majeur, ayant exprimé à de multiples

---

1. Audition du Dr Jean-Marie Gomas, *ibid.*, p. 474.
2. Audition du père Patrick Verspieren, *ibid.*, p. 550.

reprises sa volonté d'en finir avec sa torture quotidienne.

Parfois je l'avoue, en lisant ce rapport, j'eus de vilaines pensées. Je souhaitai presque que ces donneurs de leçons passent, ne serait-ce qu'une semaine, une petite semaine, étendus sur le dos sans pouvoir bouger leurs membres, un bandeau sur les yeux, les oreilles bouchées, et pour se nourrir une petite sonde d'alimentation dans la narine gauche. Juste pour évaluer leur degré de résistance... Avec bien sûr, pendant ces sept jours, des sédatifs, de la morphine, un soutien psychologique, un kinésithérapeute, et même, des promenades en bord de mer. Ne soyons pas cruels !

Je regrette qu'avant d'interroger tous ces savants, tous ces philosophes, tous ces sages, historiens et juristes, tous ces religieux, on ne leur ait pas posé deux questions. La première : quelle est votre expérience personnelle dans l'accompagnement d'un malade en fin de vie ou d'un grand handicapé ? Non, pas votre avis théorique, mais votre vécu, à son chevet, jour après jour, heure après heure. Car seul le contact direct avec la souffrance de l'autre peut amener les théoriciens à oublier leurs préjugés. Faut-il rappeler que la mère de Vincent Humbert est croyante, qu'elle a fait le maximum pendant des années pour faire vivre son fils, et que, initialement, l'idée de l'aider à mourir fut pour elle inacceptable ? Jusqu'au jour où, voyant son fils réitérer sa volonté de quitter ce chemin douloureux qui ne menait nulle part, elle comprit. Ce jour-là, les dogmes, les théories partent en fumée, car la réalité est là, terrible, cruelle, et le choix devient simple affaire d'amour entre deux êtres. Il ne s'agit même pas d'une question de dignité. Il peut y avoir de la dignité dans chaque réponse à la vie. Non, c'est une question de liberté. À chacun sa vision de l'existence, mais aussi à chacun la liberté de choisir. Alors, messieurs les raisonneurs, qui êtes-vous pour la juger ?

Les autres questions que j'aurais voulu poser aux membres de la commission sont plus personnelles encore : et vous, au moment de finir votre vie, que souhaiterez-vous le jour où la souffrance deviendra une obsession quotidienne malgré tous les traitements ? Ne rien faire de plus ? Augmenter la morphine et les sédatifs jusqu'au coma... Et, si ça ne marche pas, vous laisser dépérir de faim et de déshydratation ? Ou préférerez-vous prendre une dose d'un produit (le penthotal ou un autre) qui vous endormira définitivement, et surtout rapidement ?

Là est le vrai choix. Tout le reste n'est que bavardage.

Ce qui ressort du discours de nombreux auditionnés, c'est la peur. Peur de l'inconnu, peur du dérapage.

« Si vous autorisez l'aide active au départ (euthanasie), c'est la porte ouverte à tous les abus. » Et de nous prédire l'apocalypse : le massacre des vieux, des handicapés, des infirmes moteurs cérébraux, des déficients intellectuels, de tous les anormaux. On ne peut se priver de citer une nouvelle fois le cardinal Barbarin : « Combien de fois j'ai entendu d'elles [les personnes âgées] ce propos : "Je sais très bien que beaucoup voudraient que je ne sois pas là." Elles sont donc terrorisées ou elles vont chez les petites sœurs des pauvres. Une fois qu'elles y sont, elles n'hésitent pas à me dire : "Éminence, je suis bien contente d'être ici parce qu'on ne me fera rien." On voit bien ce que signifie ce "on ne me fera rien"... Cela veut dire : "Je suis tout à fait sûre qu'on m'accompagnera ici jusqu'à mon dernier souffle sans brusquer, sans précipiter ma mort, et qu'au contraire, on fera tout ce qu'il m'est utile"[1]. »

Ce qui est surprenant chez les opposants, c'est leur peur permanente de l'avenir, surtout quand on recherche des solutions humaines à des réalités inhu-

---

1. Audition du cardinal Philippe Barbarin, *ibid.*

maines. On a déjà connu cette panique lors des campagnes pour le droit à l'avortement. À la limite, mieux valait que de jeunes femmes meurent de septicémie dans d'atroces souffrances à la suite d'avortements clandestins plutôt que de reconnaître leur liberté de choix. Et de prédire le recours à l'avortement comme moyen généralisé de contraception, la création d'« avortoirs » à chaque coin de rue... Bref, la fin de la civilisation chrétienne.

Si la légalisation a réduit le sentiment de culpabilité, l'avortement n'est toujours pas vécu par les femmes comme une partie de plaisir, ni comme une alternative à la contraception. Les prédictions catastrophiques n'avaient pas d'autre objectif que d'inquiéter les législateurs, de troubler les esprits pour éviter le débat. Et il a fallu toute la volonté du président Giscard d'Estaing dont on oublie le rôle – quelle que soit l'opinion que l'on peut avoir par ailleurs de son action politique –, pour avoir choisi la femme capable par son passé et son courage de faire passer la loi sous les insultes et les quolibets des membres de son parti.

L'apocalypse annoncée n'a pas eu lieu, pas plus que la loi sur l'aide active au départ (euthanasie) n'a entraîné de « massacres » des personnes âgées en Belgique ou en Hollande, pays où elle a été votée. Certains se plaisent à entretenir la peur. LEUR peur !

Marie de Hennezel, dans son rapport, estime que « [les soignants] sont conscients des dérives possibles d'une loi qui ouvrirait à la possibilité d'éliminer ceux qui nous dérangent. Cette tentation existe déjà chez nos voisins des Pays-Bas et de Belgique, puisqu'on envisage déjà d'étendre l'euthanasie aux grands dépressifs et aux déments. Pourquoi serions-nous mieux prémunis que nos voisins ? »

Or jamais le parlement néerlandais n'a envisagé une telle extension de sa loi. Le Pr Letellier, du CHU de Caen, affirme devant la commission qu'on assiste à « une amplification terrible des actes d'euthanasie sans le moindre contrôle ni le moindre respect des conditions requises par la loi. [...] C'est la loi elle-même qui a ouvert les vannes et transformé le médecin en un bourreau, ce qui est formellement contraire à sa déontologie [1] ». Fantasme ! Le nombre d'euthanasies a baissé au cours de ces dernières années aux Pays-Bas (2 590 en 1998 ; 1 815 en 2003). Quant à la loi, elle est extrêmement stricte et punitive si les six critères exigés ne sont pas remplis. D'autres affirment l'inverse. Le député

---

1. Audition du Pr Philippe Letellier, *ibid.*, t. II, p. 287.

Christian Vanneste affirme « qu'une majorité d'euthanasies sont pratiquées en toute illégalité, sans qu'il y ait de sanction ». Autrement dit, que la législation des Pays-Bas, « sur le plan juridique et social, a un résultat nul [1] ». Si cette loi n'a aucun effet, pourquoi ne pas l'adopter ? Pourquoi suscite-t-elle tant de hargne ?

Malheureusement, aucun représentant des Pays-Bas ne sera invité par la commission parlementaire. Peut-être aurait-elle été gênée d'entendre que 80 % de la population néerlandaise et du corps médical sont aujourd'hui favorables à la loi. Même certaines instances religieuses ne veulent pas revenir sur ce qui est maintenant considéré comme un acquis de la société. Le pasteur Guy Liagre, président du synode de l'Église protestante unie, a déclaré en 2006 : « Nous ne souhaitons pas aujourd'hui remettre en question la loi sur l'euthanasie ; cette dernière est pour nombre de protestants une avancée dans une société laïque comme la nôtre où les religions doivent participer aux débats éthiques sans toutefois imposer leur point de vue à l'ensemble de la société [2]. »

---

1. Audition de Christian Vanneste, *ibid.*, t. II, p. 906.
2. *La Libre Belgique*, 30 mars 2006.

De toute façon, les lois humaines sont imparfaites, donc perfectibles. La loi hollandaise sur l'aide active au départ (euthanasie) a évolué avec le temps. Initialement très restrictive, comprenant trop de garde-fous, elle s'est révélée inapplicable et les pratiques clandestines ont perduré. Aujourd'hui, avec une méthodologie plus simple mais rigoureuse, la loi est respectée. Une leçon à retenir si d'aventure une loi française s'orientait vers une exception d'euthanasie ultrarestrictive.

Des dérives, il peut y en avoir, comme avec toute loi. Mais plus la loi est claire, plus les dérives sont détectables. Je suis opposé à la politique de l'association suisse Dignitas qui propose son aide à la délivrance contre monnaie sonnante et trébuchante. À un prix exorbitant ! Inacceptable ! Cela rappelle trop ces médecins qui font leur fortune sur la souffrance des autres. Mais cette dérive est parfaitement contrôlable par la loi. Une simple question de volonté politique. Car, en Suisse, il ne s'agit pas d'un dérapage de la loi, mais justement d'un dérapage par absence de loi, car le droit à l'autodélivrance en Suisse est né d'un vide juridique...

Par ailleurs, le lien entre clandestinité et dérapage est une évidence. Jamais il n'y aurait eu d'affaire

Malèvre si notre loi avait été promulguée avec des garde-fous aussi précis que ceux des Belges et des Hollandais. Lors de cette affaire, les positions du juge et du procureur illustrent toute l'ambiguïté de l'absence de cadre législatif. Gilles Antonowicz, avocat, cite dans son livre *Fin de vie*[1] les déclarations du juge au procès de Christine Malèvre, affirmant qu'il n'aurait pas qualifié ces actes d'assassinat s'ils avaient répondu aux critères de l'euthanasie. Or, à l'époque, la législation française ignorait ce mot, ne parlant que d'assassinat. Quant au procureur, il affirme : « Ainsi, hors de toute hiérarchie, sans intervention de tiers et sans référence à la loi, Christine Malèvre s'est trouvée en situation de donner la mort sans avoir à en référer à personne. »

« Cela signifiait, *a contrario*, estime l'auteur, que le procureur aurait pu considérer les actes de Christine Malèvre comme légitimes si elle avait agi après en avoir référé à ses supérieurs hiérarchiques, et si la décision de donner la mort avait été prise de façon collégiale... Le procureur et le juge d'instruction, loin de faire le procès de Christine Malèvre, faisaient en réalité celui du législateur. Car ils admettaient finalement la possibilité d'accomplir un geste d'euthanasie. Mais pas

---

1. Gilles Antonowicz, *Fin de vie*, L'Archipel, 2007.

n'importe comment. [...] Cette affaire constitua en vérité le plus terrible réquisitoire contre le refus de légiférer sur la fin de vie. »

On peut toujours crier « Au feu ! », par peur du changement. Mais, à force de refuser de légiférer, notre société se trouve régulièrement confrontée à ses incohérences. Où en serions-nous si, à chaque changement législatif, nous avions reculé par peur des dérapages ou par crainte des lobbies ? Pas de lois sur le divorce, la contraception, l'avortement, la peine de mort, le pacs, etc. Autant de réformes sur lesquelles, aujourd'hui, aucune majorité ne souhaite revenir. Je suis certain que, une fois votée, la loi sur l'euthanasie deviendra une évidence. Une liberté de plus, offerte à ceux qui le veulent. Rien d'autre ! Et même les personnes qui, aujourd'hui, y sont opposées seront au fond d'elles-mêmes rassurées de savoir qu'au besoin elles pourront y avoir recours. Car refuser la souffrance inutile est une exigence profonde de la nature humaine.

2005. Malgré la frilosité du texte, il serait injuste de prétendre que la loi Leonetti n'apporte rien, mais les changements ne sont pas à la hauteur de l'attente. Tout d'abord, sur un certains nombre de points, la loi ne fait que reprendre les acquis des lois antérieures dont l'esprit était déjà inscrit dans le Guide de déontologie de 1995 ou les lois de Kouchner de 1999 et 2002, comme la condamnation de l'acharnement thérapeutique – à croire que, dix ans plus tard, le problème persistait ! –, le droit pour un citoyen de refuser les examens et traitements en toute circonstance, ainsi que le testament de vie. Elle apporte un soutien inconditionnel aux soins palliatifs (le contraire aurait surpris). Elle propose quelques changements aux conséquences ambiguës comme la reconnaissance du « double effet » des médicaments. Mais rien en direction de l'aide active au départ (euthanasie), encore moins de l'assistance à l'autodélivrance. Elle apporte indirectement son soutien à une solution hypocrite : le droit de mourir sans alimentation et déshydraté. Nous reviendrons sur ces acquis et ces insuffisances.

Avec cet ensemble de petites et de fausses réformes, les législateurs espéraient avoir calmé l'opinion publique et repoussé aux calendes grecques toute législation sur l'euthanasie. Hélas, les faits sont têtus !

À peine un an plus tard, la justice revient à la charge avec l'affaire du Dr Laurence Tramois et de l'infirmière Chantal Chanel, leur reprochant d'avoir apporté une aide active au départ (euthanasie) à un malade atteint d'une affection mortelle, et en fin de vie.

Cette fois, il est impossible de se retrancher derrière le caractère exceptionnel de l'affaire, comme dans celle de Vincent Humbert. La situation correspond à ce que vivent quotidiennement des milliers de soignants qui agissent clandestinement par compassion. Bien sûr, on reprochera au médecin d'avoir prescrit du chlorure de potassium au lieu des nouveaux cocktails lytiques associant morphine et sédatifs puissants. Mais, on le sait, ce mélange thérapeutique ne donne pas toujours les résultats escomptés. Alors, si on est un peu humain, si l'on estime que la souffrance a assez duré, en accord avec l'équipe soignante et la famille, on répond à la volonté du malade.

Cette affaire est plus embarrassante pour la justice. Pour beaucoup, elle fut la goutte d'eau qui fit déborder le vase. D'où le manifeste signé par 2 000 soignants. A-t-il fait reculer les procureurs ? Je n'en sais rien. Mais, pour la première fois, un nombre important de médecins et d'infirmières disaient tout haut la vérité et criaient : « Ça suffit ! » L'infirmière fut acquittée. Pour le médecin, la réponse de la justice fut à la hauteur de l'hypocrisie ambiante : une punition fictive non inscrite sur son casier judiciaire. Une sanction pour satisfaire les opposants à l'euthanasie sans vraiment condamner les partisans.

Le procès se déroulant en pleine campagne présidentielle, le gouvernement resta silencieux, mais les candidats les plus en vue durent se prononcer. Chacun afficha pour l'opinion publique une volonté ferme de changer la loi. M. Nicolas Sarkozy, candidat de l'UMP, affirma qu'il y avait en effet « des limites à la souffrance » ! Mais, à peine élu, le nouveau président remit ses engagements à plus tard sous la pression des lobbies, avec en tête sa ministre Christine Boutin, militante de la vie coûte que coûte.

Quant au président de la commission, le député Leonetti, mal à l'aise avec ces nouvelles affaires, il se retrancha derrière sa loi, accusant l'opinion – et les médecins en particulier – de la méconnaître. Ce qui est probablement vrai. Mais à qui la faute ?

Quand une loi est simple et claire, le message passe sans grande publicité. Une fois promulguée la loi de 2002 sur le traitement de la douleur, l'application se fit en un temps record. À peine la loi sur l'information médicale obligatoire des malades a-t-elle été diffusée que l'on vit fleurir du jour au lendemain des textes explicatifs à distribuer aux malades avant la réalisation d'examens ou d'interventions chirurgicales. Dès que la loi sur le pacs a été votée après des débats houleux à l'Assemblée, ce fut immédiatement un succès. Les demandes affluèrent dans les mairies, dès les jours suivants. Ainsi, quand la société est en accord avec les décisions législatives, l'application ne pose aucun problème. Mais à compromis mou, réaction molle.

La partie de la loi Leonetti ne prêtant pas le flanc à l'interprétation a été appliquée : la condamnation sans appel de l'acharnement thérapeutique a été très vite intégrée par les réanimateurs. Par contre, lorsque le texte est flou, ambigu, sans courage, la loi est restée lettre morte. Même le testament de vie a du mal à passer dans les mœurs, parce que la loi l'a vidé de son contenu en le rendant strictement consultatif. Si le testament de vie avait une valeur exécutive, son impact dans la société serait radicalement différent.

On peut donc se demander si le législateur a vraiment voulu faire connaître la loi. La Haute Autorité de santé n'a pas lancé de grande campagne d'information. L'Assemblée nationale a manifesté une telle unanimité qu'elle a rendu les solutions douteuses. Sans débat, ni explications, ni contradictions, ni remarques. Le monde politique avait-il répondu aux attentes de la population, à ses électeurs ? Au fond de lui-même, avait-il fait son travail, était-il si fier de son unanimité ?

Et, comme chaque fois que le monde politique fait la sourde oreille, les faits viennent le sortir de sa torpeur.

À peine terminée l'affaire du Dr Tramois et enterré le manifeste que, un an plus tard, surgit sur les écrans le visage d'une femme défigurée par le cancer et réclamant l'aide d'un médecin pour partir dignement. Chantal Sébire, enseignante intelligente, entend faire de son cas un exemple et cherche, par sa demande, à mettre le législateur face à ses responsabilités. Une fois encore, la qualité de la réponse en très haut lieu est inversement proportionnelle au courage de la malade : le président de la République lui propose une aide psychiatrique (!), et bien sûr une visite à l'Élysée... Éléments indispensables pour redonner goût à la vie à une personne qui est défigurée par une tumeur !

La réponse de l'enseignante est cinglante : puisque la société refuse de l'aider, elle se débrouillera seule avec l'aide d'un inconnu et dans la clandestinité. Ce qu'elle fit, grâce au courage d'un « anonyme » qui lui procura du penthotal.

Et la justice, on le sait, ne trouva rien de mieux que de demander... une autopsie. Certaines décisions judiciaires sont parfois si surréalistes qu'elles en seraient presque risibles... s'il ne s'agissait pas de la souffrance d'un être humain ! Le procureur a dû oublier qu'en France le suicide n'était plus un « crime » depuis la Révolution française. Et donc que l'aide à un non-crime est aussi un non-crime.

À nouvelle affaire, nouvelle réaction du pouvoir politique. Surprenante, comme d'habitude : puisque le président de la commission n'a pas apporté le bon texte, propre à répondre aux attentes de l'opinion publique, on lui demande de revoir sa copie. On prend les mêmes et on recommence. Même jury, même sélection des uns, même exclusion des autres, même tactique qui consiste à avancer en freinant des quatre fers.

Allait-on cette fois-ci vers une ouverture, une exception d'euthanasie comme le suggérait six ans plus tôt le Comité national d'éthique ? Même pas.

Et tout se passa exactement comme prévu.

Pendant huit mois, la nouvelle commission auditionne une soixantaine de personnes qu'elle a, une nouvelle fois, soigneusement sélectionnées. Avec quelques progrès de forme : on reçoit Mme Humbert qu'on avait exclue précédemment, on va faire un tour en Belgique et en Hollande... Mais quand on a des principes bien établis, on entend ce que l'on veut entendre, et les enquêtes d'opinion prouvant que les Belges ne souhaitent pas revenir en arrière ne comptent pas. On part avec des *a priori*, on revient avec des *a priori*.

Quant aux 2 000 soignants qui ont, en 2007, signé la pétition en faveur d'une libéralisation de l'euthanasie, ils ne sont pas dignes d'être auditionnés. Rien que des soignants de terrain !

Aussi, après tant de mois passés à écouter ce qu'elle souhaite entendre, la commission va accoucher d'une souris, d'une souris toute maigre.

Une proposition fera l'unanimité : un congé de 15 jours pour accompagner un parent en fin de vie. Qui voterait contre ? Mais attention, la réforme est prévue à titre expérimental : dans un département. Faut-il vraiment une longue expérience pour légiférer sur une telle mesure ? Reste à la financer, et en période de crise économique, je doute du bon accueil des chefs d'entreprise.

La commission propose un Observatoire des pratiques médicales de la fin de vie. Une idée qui sera sans effet tant que la loi floue favorisera la pratique des euthanasies clandestines. Comment recenser ce qui est clandestin ?

La création, dans chaque département, d'un poste de médecin référent spécialisé en soins palliatifs peut apparaître comme une mesure anodine ; elle n'est pas sans risque puisque les représentants des soins palliatifs ont toujours été des opposants farouches à l'évolution de la loi. N'est-ce pas une façon d'orienter les pratiques médicales vers une certaine direction et de mettre en place des gardiens de l'immobilisme ?

Reste l'incitation à recourir à la sédation terminale qui permet, dit-on, d'endormir progressivement et en douceur un patient. Heureusement, la grande majorité des médecins confrontés à ce problème n'a pas attendu cette recommandation pour mettre sous sédatifs les malades en phase terminale.

Mais, à force d'imprécisions, on favorise la multiplication de situations radicalement opposées. Ainsi, un médecin qui, après concertation de l'équipe et de la famille, augmente les doses de sédatifs entraînant par là le décès rapide d'un malade en phase terminale, l'aide à mourir sans souffrance, autrement dit pratique un acte d'euthanasie. Alors, autant le dire. Mais un autre médecin qui se contente d'une sédation minimale pour simplement « endormir », peut prolonger l'agonie de plusieurs jours, voire de plusieurs semaines, imposant au patient un état comateux dont on connaît mal le ressenti réel, et à la famille les souffrances de l'attente. En y associant la deshydratation, on entre dans le cadre de l'acharnement palliatif. Nous y reviendrons.

Quant aux médicaments sédatifs, certains, comme les produits anesthésiques, ne sont pas, en pratique, à la disposition de tous les médecins. Le seront-ils ? Hypocritement la loi reste muette.

Enfin et surtout, ce texte néglige totalement la liberté du citoyen, son droit de choisir. Elle maintient son obligation à accepter les décisions d'un médecin, souvent inconnu, qui agira selon sa philosophie personnelle. Rappelons que « le testament de vie » (directives anticipées) n'est que consultatif et non décisionnel.

Aussi, lors de la prochaine affaire qui ne manquera pas d'éclater, on accusera de nouveau les médecins d'ignorer la loi ou de mal l'appliquer. Il faut toujours un bouc émissaire. Or, nous l'avons dit, une loi ne peut être bien appliquée que si elle est claire et répond aux attentes.

Ce texte, comme le précédent, reste assez flou et ambigu pour obtenir une nouvelle fois l'unanimité des députés. En gommant les différences profondes, peut-on faire avancer la société ? Un vote unanime sur un tel sujet est-il une preuve de démocratie, de courage ?

Ce texte restera sans conséquence, car ne répondant ni aux attentes de la population ni à celles des médecins.

Le chapitre n'est donc pas clos.

Pendant que la commission parlementaire discutait pour savoir comment ne pas bouger, un nouvel appel au secours public venait troubler la quiétude ambiante. Un jeune malade, Rémy Salvat, très lourdement handicapé, atteint d'une maladie terriblement destructrice, s'adressait au président de la République. Même réponse courageuse de la présidence de la République, même triste départ sans aide, même incroyable demande d'autopsie du procureur de la République, même bonne conscience des doctrinaires...

Pas de pitié pour les humains !

Reste le problème de l'exception d'euthanasie pour l'instant non retenue. Certains députés socialistes comme Gaëtan Gorce, membre de la commission parlementaire, y sont favorables. Il semble que, dans ce parti, les sénateurs sont plus nombreux que leurs collègues de l'Assemblée nationale à souhaiter un changement profond de la loi. Est-ce le grand âge, l'approche de la mort, qui favorise la réflexion ?

L'objectif de cette exception est net : donner l'impression d'une ouverture et refermer immédiatement la porte en proposant une procédure longue et compliquée pour décourager les candidats. Et surtout, calmer les esprits et éviter la médiatisation des nouvelles affaires. Mais que le législateur se méfie ! L'histoire prouve que, sur ce sujet, on ne joue pas éternellement avec la liberté des citoyens. Peut-être obtiendra-t-il une accalmie, mais une mauvaise loi n'empêchera pas de nouvelles affaires d'éclater.

On connaît déjà les obstacles créés pour rendre la loi inutilisable. L'exception d'euthanasie serait réservée aux souffrances particulièrement incontrôlables. Mais qui peut définir pour l'autre le seuil de l'insupportable ? La souffrance est affaire individuelle. À chacun son seuil. Ce que l'un peut endurer est insupportable pour l'autre. Qui jugera ? Nul ne peut s'ériger en maître des sensations de l'autre. Ce n'est pas au patient de faire la preuve de sa souffrance, mais au médecin de l'écouter, et de mettre ses connaissances à son service.

Quant à l'idée émise par certains d'introduire une limite d'âge pour prendre en compte la demande, ce serait tout simplement contraire au droit. Devenus adultes, les citoyens ont les mêmes devoirs et les mêmes droits, quel que soit leur âge. Seules comptent la gravité de la situation, l'importance des souffrances et la clarté de l'affirmation émise par le citoyen.

La peur du dérapage amènerait aussi certains à demander l'instauration de commissions pléthoriques de contrôle. Mais, là encore, qui contrôlera ? Des médecins venus des soins palliatifs ? Des comités éthiques dont on connaît pour beaucoup l'opposition idéologique à l'euthanasie ? Ou des médecins volontaires, à tour de rôle ? Et combien d'experts ? Quatre, propose Laurent Fabius. Pourquoi pas cinq ou dix ? Et comment le patient peut-il faire appel de la sentence ? Et dans quel délai ? Que faire si les demandes affluent et si les comités ont besoin de temps pour délibérer ?

En voulant réduire les risques de dérapage, en cherchant à multiplier les obstacles, l'exception devient l'exception des exceptions et la loi finalement encourage le maintien de la clandestinité.

Initialement, les Hollandais avaient prévu une procédure complexe. Ils en sont revenus. Les Belges l'ont évitée en limitant l'avis à deux médecins. Je crains que le législateur français, avec son ambiguïté traditionnelle, ne se fourvoie volontairement dans ce piège. Et si, pour une fois, il mettait son orgueil national de côté et s'inspirait humblement de l'expérience des autres ?...

Déjà, lors du débat parlementaire sur la légalisation de l'avortement, certains avaient envisagé un passage obligatoire devant « x » experts : médecins, psychiatres, assistante sociale... Jusqu'au jour où il fut décidé tout simplement que la femme était maîtresse de sa décision, et que la consultation psychologique préalable à l'interruption volontaire de grossesse (IVG) visait seulement à lui permettre de mieux évaluer sa demande.

De même, dans le texte législatif belge sur l'euthanasie, la consultation psychiatrique est prévue, non pour s'opposer à la décision du patient, mais pour lui permettre de s'assurer de la force de son choix. Un choix qui exige du courage, impose le respect, et certainement pas le mépris ou l'incrédulité. Ainsi en va-t-il de la reconnaissance de l'autre dans sa différence, et de son droit à l'ultime liberté.

Les réformes : entre progrès, insuffisance et, toujours, hypocrisie

Pour pénibles qu'elles furent, les « affaires » concernant la fin de vie eurent le mérite de placer la société face à ses responsabilités. L'affaire Malèvre mit le feu aux poudres. Avec l'« affaire » Vincent Humbert, l'opinion découvrit le problème de l'aide active au départ (euthanasie) pour des personnes n'étant pas en fin de vie mais vivant dans des souffrances extrêmes. L'affaire du Dr Tramois prouva qu'une loi, même votée à l'unanimité, ne résout pas les problèmes quand le texte est flou et ambigu. L'affaire Chantal Sébire mit en évidence le droit à l'autodélivrance assistée, et l'affaire Pierra interrogea l'opinion sur la valeur humaine des solutions proposées par certains acharnés des soins palliatifs.

Après chaque affaire, sous la pression de l'opinion publique, les gouvernements furent dans l'obligation d'avancer. Mais il reste encore du chemin à faire...

La lutte contre la douleur représente incontestablement l'une des avancées majeures de ces dix dernières années. Une avancée claire et sans ambiguïté. On est passé d'une position timorée du monde médical à une attitude véritablement volontariste, stimulée par l'exigence croissante des citoyens.

Aujourd'hui la valeur rédemptrice de la douleur n'est plus reconnue, même chez les croyants qui demandent, comme les autres, à être soulagés. L'esprit de sacrifice masochiste est passé de mode. La soumission aveugle aux autorités médicales et religieuses n'est plus ce qu'elle était ! D'où l'augmentation spectaculaire de la consommation de morphine en milieu hospitalier. Depuis la campagne de 2002 contre la douleur, la France est passée du trente-sixième rang des nations pour le soulagement de la douleur au quatrième. Une prouesse !

Le plus surprenant dans cette histoire, c'est le changement radical du monde médical et judiciaire vis-à-vis de la morphine. Il y a encore une vingtaine d'années, ce produit, cette « drogue », avait fort mauvaise réputation. Ce médicament sentait le soufre. Son emploi n'était pas interdit, mais tout juste. On le déconseillait dans la pratique quotidienne pour le réserver aux blessés des champs de bataille ou aux malades incurables souffrant de douleurs extrêmes. Et encore était-ce avec parcimonie, de crainte que le mourant ne devienne toxicomane ! On ne sait jamais, s'il y prenait goût avant de disparaître ! Dans les autres situations pathologiques, le recours à la morphine était réservé à des situations rares, voire exceptionnelles, sauf chez les médecins convaincus de longue date de son importance thérapeutique, mais ils restaient minoritaires. Le produit était même parfois purement et simplement proscrit au nom des convictions religieuses ou, pire, « éthiques » d'un chef de service qui se refusait à prescrire cette « drogue » aux effets diaboliques.

Avec le temps, la morphine a fait l'objet de nombreux travaux de recherche qui ont diversifié sa présentation, permettant un meilleur effet antalgique avec des posologies moindres. On a inventé des pompes pour mieux doser le produit. On a multiplié les voies d'absorption, en développant, à côté des formes injectables, les voies orale et transcutanée. La durée d'action a pu être maîtrisée, raccourcie ou prolongée.

Enfin on attribua à la molécule de nouvelles appellations aux consonances plus pharmaceutiques, afin de rassurer le prescripteur. Peu à peu, la morphine est devenue un antalgique fréquentable, et le corps médical s'est converti à son usage, même s'il a mis du temps à en maîtriser les subtilités. Les équipes médicales des centres antidouleur et les initiateurs des soins palliatifs jouèrent indiscutablement un rôle dans l'évolution des mentalités. La campagne contre la douleur, initiée en 2002 par le ministère de Bernard Kouchner, mit fin aux tergiversations, culpabilisant les réfractaires. La morphine fut enfin reconnue comme un antalgique majeur, utilisable depuis l'enfance jusqu'à la fin de la vie. Il aura fallu plusieurs dizaines d'années pour que ce produit acquière ses lettres de noblesse.

Mais, ironie de l'histoire, la morphine, autrefois diabolique, est soudain devenue LE produit miracle. Le seul acceptable en fin de vie, éclipsant tous les autres. Paradoxe : jusqu'en 2005, un médecin qui la prescrivait à dose létale était passible de la cour d'assises pour « empoisonnement ». La législation se trouvait en totale contradiction avec les nouvelles incitations en faveur d'une utilisation très large du produit. Avec d'infinies précautions, la loi Leonetti de 2005 a dépénalisé cet état de fait, en s'appuyant sur le « double effet ». C'était la reconnaissance officielle d'une réalité : la morphine associée aux sédatifs soulage, mais peut faire mourir.

L'acceptation juridique du « double effet » des médicaments est une prouesse d'hypocrisie : si, en augmentant les doses d'antalgiques et de sédatifs pour soulager le patient, il arrive que, par mégarde... et bien malheureusement, la mort survienne, le médecin ne sera plus considéré comme un criminel. Mais à la condition expresse qu'à aucun moment il n'ait la moindre « intention » d'aider son patient à partir. Sinon, il reste un « assassin » et la justice continuera à s'occuper de lui. Quelle frontière subtile ! Il faudrait disposer d'un testeur de pensée pour s'assurer que le médecin n'a vraiment eu, à aucun moment, le « coupable » désir d'aider son malade à mourir.

Quant au médecin exempt de « mauvaise pensée », il doit néanmoins discuter avec son patient pour lui annoncer l'effet double des drogues qu'il utilise et le risque mortel de sa prescription. « Monsieur, je vous préviens, ce n'est pas sûr, mais c'est possible. » Un peu comme à la roulette russe. Bonjour l'angoisse de l'incertitude ! Bravo pour la clarté du dialogue ! Une incitation évidente à se taire et à maintenir la clandestinité.

Voilà comment, de « poison » hier, la morphine est devenue le médicament paré de toutes les vertus aujourd'hui. À entendre certains, il résoudrait tous les problèmes. D'où le corollaire : il est interdit d'utiliser d'autres produits. Inutile de chercher de nouvelles molécules. Ainsi, dans la mise en examen du Dr Chaussoy et dans le procès du Dr Tramois, les accusateurs reconnurent qu'il n'y aurait pas eu de condamnation si la morphine avait été utilisée, même à dose létale. Mais le chlorure de potassium, ça non ! Pas ce produit ! Comme s'il s'agissait d'une potion diabolique. Exactement comme la morphine autrefois... Pourtant, aucune disposition légale ne distingue les « bons » des « mauvais » produits. La bonne morphine d'un côté, le vilain penthotal ou l'« horrible » chlorure de potassium de l'autre. Comment les juges seraient-ils aptes à faire cette distinction médicale ? La mise en accusation ne vient même plus de l'intention, devenue difficile à établir avec la reconnaissance du « double effet » des drogues, mais du délai d'action des produits. S'ils mettent quelques heures ou quelques jours à agir comme la morphine et les séda-tifs, c'est légal, mais si le produit agit en quelques minutes ou... quelques heures comme le chlorure de potassium, et surtout le penthotal (produit utilisé pour endormir les malades en anesthésie), c'est inaccep-table. Or, la rapidité d'action est aussi un moyen d'épargner des souffrances inutiles. Quel intérêt de faire durer quelques jours de plus une situation sans ave-nir ? Peut-être y gagne-t-on en rigueur religieuse, mais on y perd à coup sûr en humanité ! N'est-ce pas le rôle du médecin de faire en sorte que le malade s'endorme paisiblement, rapidement et sans souffrance ? Tout le reste n'est que débat sans importance !

D'autant que, malgré ses qualités majeures, la mor-phine n'est pas la potion miracle comme l'affirment de façon mensongère certains militants des soins pal-liatifs. Je suis même surpris par le nombre d'interve-nants qui, devant la commission parlementaire du Dr Leonetti, donnent leur avis sur un sujet dont ils ignorent tout, tel Nicolas Aumonier, maître de confé-rences en histoire et philosophie à Grenoble, qui déclare avec assurance : « Si l'on croise bien analgésie et sédation, la demande d'euthanasie pour souffrance intolérable disparaît. » Avec un tel spécialiste du trai-tement de la douleur, la commission a dû être bien renseignée. Mais le voulait-elle vraiment ? Nous reviendrons sur les problèmes liés à la morphine dans la partie consacrée aux limites des soins palliatifs.

Quoi qu'il en soit, en dépénalisant le « double effet » des drogues, le législateur a implicitement reconnu l'évidence d'une euthanasie, même masquée, dans la pratique médicale. À ceci près que, dans le « double effet » des drogues, le médecin reste le principal décideur de la situation, le malade déjà sous sédatifs et morphine n'ayant pratiquement plus de choix. Or, c'est au citoyen de choisir, et le plus lucidement possible.

L'élément le plus intéressant dans la reconnaissance du « double effet » des médicaments est d'ordre philosophique : la société reconnaît que la lutte contre la souffrance passe, dans certaines circonstances, avant le combat pour la vie. La fin du dogme religieux de la vie coûte que coûte qui, jusque-là, avait prévalu.

Une première ? Et pas la dernière...

L'autre progrès de ces dernières années est la condamnation de l'acharnement thérapeutique, une attitude longtemps soutenue par la médecine, la justice et les religions au nom du « respect absolu de la vie », et encouragée par le vieux dicton : « Tant qu'il y a de la vie, il y a de l'espoir. » Hélas ! Celui-là ne résiste pas longtemps à la pratique médicale.

Le médecin qui n'allait pas jusqu'au bout des possibilités techniques et thérapeutiques pouvait être accusé de non-assistance à personne en danger et tomber sous le coup de la loi. Heureusement, beaucoup faisaient fi de ces menaces, mais les extrémistes n'étaient pas pour autant sanctionnés. Ce n'est qu'en 1995 que le code de déontologie médicale a pris position contre ces excès. Ce texte aurait dû représenter un arrêt définitif des réanimations inutiles ne tenant compte ni de l'âge ni de l'imminence d'un pronostic fatal, des interventions chirurgicales hasardeuses et douloureuses chez des malades en fin de vie. Mais qui lit le code de déontologie ? On s'est bien gardé d'en faire la publicité et ces incitations sont restées sans effet.

Il a fallu attendre 2002 pour que le ministère Kouchner relance le débat, et surtout la loi de 2005 pour que l'acharnement thérapeutique soit légalement condamné. Mais le texte du code de déontologie manque de précision. Dans l'article 27 du code de déontologie, il est noté que le médecin doit éviter « toute obstination déraisonnable dans les investigations et les thérapeutiques ». Le mot « déraisonnable » est bien imprécis. De quoi dépend la raison d'un médecin ? De bien des facteurs. De ses convictions philosophiques et religieuses, de sa psychologie, de ses états d'âme, de sa propre expérience avec la maladie ou de celle d'un proche.

La notion d'acharnement thérapeutique est assez facile à apprécier lorsque le malade est en réanimation, à un stade jugé terminal. Arrêter la machine qui maintient artificiellement en vie est une décision relativement simple à prendre. Depuis bien longtemps, les réanimateurs n'hésitaient pas à le faire, même si le geste restait clandestin. Le Dr Chaussoy, réanimateur, écrivait en 2004, juste avant la loi : « Cent cinquante mille patients sont, chaque année, en France, débranchés de leur machine de vie. Cent cinquante mille morts intentionnelles décidées collégialement par les équipes médicales. Le code pénal n'a qu'une réponse : assassinat avec préméditation. Mais les poursuites sont heureusement très rares. Cent cinquante mille assassins sont donc en liberté. Voilà pourquoi la loi doit évoluer[1]. »

D'autant qu'il ne s'agissait pas seulement du débranchement d'appareils, mais aussi, dans 20 % des cas,

---

1. Frédéric Chaussoy, *Je ne suis pas un assassin, op. cit.*

d'injection de produits avec intention de provoquer le décès[1].

En 2005, la loi a donc évolué. L'aide active au départ (euthanasie) en réanimation est maintenant reconnue, couramment pratiquée car dépénalisée. C'est même la position la plus claire et la plus nette de la loi Leonetti de 2005, au point que certains ont parlé de loi spécifique pour les réanimateurs.

Malheureusement, la notion d'acharnement thérapeutique est bien plus complexe à apprécier lorsque la technicité n'est pas directement mise en cause, quand l'échéance n'est pas imminente et que les pathologies se surajoutent : faut-il traiter une affection curable chez un patient voué à une mort très proche ? Dans certaines situations, la différence est ténue entre l'accusation de non-assistance à personne en danger et celle d'acharnement thérapeutique. Si le malade n'a pas exprimé auparavant sa volonté, clairement par écrit, ou si la personne de confiance n'a pas été désignée à temps, le médecin se trouve face à un dilemme difficile, d'autant que la famille n'a pas toujours un avis homogène. Loin de là ! Le « déraisonnable » en matière d'acharnement thérapeutique peut donc être

---

1. François Lemaire, *Le Monde*, 4 mars 2000.

apprécié différemment par le médecin, l'infirmière, le malade et sa famille... et le juge.

Bref, en service de médecine plus qu'en réanimation, le « déraisonnable » est une terminologie aléatoire, qui peut même un jour se retourner contre le législateur. Un jour, peut-être – qui sait ? – estimera-t-on également « déraisonnable » de maintenir certains soins palliatifs au-delà du raisonnable. Arrêter l'alimentation et l'hydratation, comme certains médecins de soins palliatifs le prônent, même en y associant morphine et sédatifs, mais sans rien faire d'autre qu'attendre la décrépitude du corps pourra être considéré un jour comme éthiquement inadmissible. Voilà pourquoi le chapitre de l'acharnement thérapeutique que l'on aurait souhaité définitivement clos reste entrouvert.

Quoi qu'il en soit, avec l'interdiction légale de l'acharnement thérapeutique, le législateur reconnaît, pour la deuxième fois, que la lutte contre la souffrance peut supplanter le dogme du respect absolu de la vie. Nouvel échec pour les doctrinaires !

Plus intéressant encore, sur le plan juridique, le droit pour le malade de refuser ou d'interrompre un traitement après information, prévu dans la loi de 2005, déjà évoqué dans la loi de 2002. Le malade peut ainsi refuser une chimiothérapie, même censée prolonger sa vie, s'il en juge le prix trop élevé. Il est précisé que si cette volonté de refus met sa vie en question, « le médecin doit tout mettre en œuvre pour le convaincre [le malade] d'accepter les soins indispensables ». Cela sous-entend toutefois que le malade a le dernier mot.

Voilà un progrès qui renforce le pouvoir du citoyen sur sa propre destinée. Qui s'en plaindrait puisque toute notre plaidoirie est en faveur de cette nouvelle liberté ?

Pour la troisième fois, l'ordre des responsabilités entre vie et souffrances est inversé, et une nouvelle fois les défenseurs de la vie coûte que coûte sont mis en échec. Étonnante décision pour une commission si timorée ! À croire que ce dogme intouchable était finalement, dans le domaine de la santé, un colosse aux pieds d'argile.

En autorisant le principe du refus de soins susceptible d'entraîner la mort, la loi Leonetti a ouvert, même si elle s'en défend, la porte à la reconnaissance du droit de chacun à choisir sa fin.

Et si, comme l'impose la loi, le médecin doit accompagner le malade et lui prodiguer des soins jusqu'à la mort, cela s'apparente, sur le plan de l'intention, à une assistance à l'autodélivrance.

Car, philosophiquement, où est la différence d'intention entre prendre un médicament qui aide à mourir et arrêter un traitement qui maintient en vie ?

Alors on s'interroge : pourquoi ce subit engouement du législateur pour le droit au refus ?

L'explication apparaît à la lecture des discussions de la commission : derrière ce texte se profilait le droit d'arrêter toute alimentation artificielle pour accélérer la fin de celui qui ne voulait plus vivre. Présentée comme un refus de l'acharnement thérapeutique, l'arrêt de l'alimentation artificielle devient un moyen de mettre fin à la vie. Et, comme le corps peut résister longtemps à la restriction alimentaire, les protagonistes de cette solution ont proposé d'y associer l'arrêt de l'hydratation. Là, ce fut plus difficile à faire accepter. Même le Dr Leonetti, se souvenant de son expérience de praticien, eut quelques réticences, affirmant dans son rapport du 18 novembre 2004 que « l'arrêt de l'hydratation artificielle était génératrice de souffrance et qu'elle ne saurait donc être arrêtée ». Mais le Pr Fagniez, chirurgien, probablement grand spécialiste de la fin de vie, convainquit l'assistance. Et la commission, ayant reçu la bénédiction médicale, au lieu de demander plus d'informations, retint ce principe aberrant, trop contente d'avoir trouvé un moyen dit « naturel » pour contrecarrer l'euthanasie. À condition de considérer la déshydratation comme un moyen de mort naturel, ce qui reste à démontrer ! Et, de fait, il existe dans cette méthode une différence majeure avec l'euthanasie, elle ne se réalise pas sans souffrance, contrairement à ce que prétendent ses partisans. Mais nous en reparlerons avec les limites des soins palliatifs.

Autre progrès des dernières années, le droit du citoyen à s'exprimer sur sa fin de vie. Un progrès, malheureusement, édulcoré.

Pendant des dizaines d'années, et encore aujourd'hui, l'euthanasie clandestine s'est le plus souvent effectuée sans que le malade ait clairement exprimé son choix. Habituellement, le médecin, l'équipe soignante et la famille se concertaient pour adopter l'attitude la plus conforme possible au souhait du patient. Mais aucun document ne permettait d'avoir une certitude sur la volonté exacte de l'intéressé.

Comme le slogan a longtemps été : « Surtout ne pas légiférer, garder la loi telle qu'elle est », la société n'a pas cherché à améliorer cette situation.

L'idée d'inciter le citoyen à donner son avis sur sa fin de vie avant qu'il ne soit trop tard aurait dû être instituée de longue date. Sous la forme d'un texte écrit, donc modifiable, avec désignation également écrite d'une personne de confiance, capable de parler pour lui si la maladie l'empêchait de s'exprimer. Lorsque la loi Leonetti l'institua en France en 2005, le testament de vie était déjà en place dans de très nombreux pays : les États-Unis l'ont instauré en 1991, quatorze ans avant nous ! Le *Patient Self-Determination Act* impose à toutes les institutions de demander aux nouveaux arrivants de remplir, dès leur entrée, une déclaration sur leur souhait en cas de fin de vie ; le testament est ensuite versé au dossier et devra être respecté. Néanmoins, la volonté exprimée a ses limites, le testament exclut la demande du droit à l'aide active au départ (euthanasie), sauf dans l'État de l'Oregon, le seul à avoir légalisé cette liberté.

D'autres pays ont eux aussi instauré le testament de vie bien avant nous : le Canada, le Danemark, l'Angleterre, l'Australie, l'Allemagne, l'Autriche, etc.

Son officialisation en France n'est donc pas une révolution, juste un rattrapage, une réponse bien tardive au droit de s'exprimer. Cette simple petite réforme eut néanmoins ses détracteurs au sein de la commission, certains voulant la dénaturer, la diaboliser, la nommer « testament de mort », afin de susciter l'angoisse.

D'autres ont reproché au « testament de vie » d'être inscrit dans le temps et ont affirmé, comme Mme Jacqueline Lagrée, philosophe, qu'un patient peut changer d'avis au moment de mourir[1]. Or, chacun sait qu'un testament engage, par définition, celui qui le rédige, mais peut aussi être modifié à tout moment. Sinon, ce n'est pas un testament. Les héritiers ne peuvent faire annuler un testament sous prétexte que le parent, étant dans le coma, aurait pu changer d'avis. Ce serait la négation même de cette démarche libre et consentie. Derrière l'opposition au testament de vie se cache la peur qu'un jour les citoyens y inscrivent noir sur blanc leur volonté de partir, leur souhait de bénéficier d'une aide active au départ (euthanasie) et prouvent ainsi que la demande d'euthanasie est bien réelle. Pire, qu'elle passe dans les mœurs.

Le texte sur le testament de vie a fini par être adopté, mais il reste un document d'orientation, strictement consultatif, sans obligation d'application pour le soignant, et pour une période limitée à trois ans

---

1. Audition de Jacqueline Lagrée, « Respecter la vie, accepter la mort », *op. cit.*, p. 80.

(contre cinq en Belgique). Rien de plus ! En cas d'oubli ou de dépassement de la date limite, on revient à la case départ.

Des différences majeures avec le testament classique de transmission des biens ! Exécutif et définitif sauf modification volontaire.

Et pourtant, savoir qu'on tiendra compte de mon souhait pour la répartition de mes biens m'importe moins que d'avoir l'assurance de voir respecter ma volonté de partir quand je l'aurai décidé. Et je n'entends pas qu'un médecin inconnu discute le texte que j'aurai rédigé en pleine lucidité.

Des sociologues, et même certains médecins de soins palliatifs, reconnaissent que les personnes ayant depuis longtemps réfléchi à la question, et qui ont rédigé leur demande d'aide active au départ (euthanasie), ne changent pas d'avis, quelle que soit la prise en charge psychologique proposée à la dernière minute.

Ainsi, pour une réforme aussi simple qu'évidente, la commission a cédé sous la pression des lobbies qu'elle avait elle-même invités. Pas étonnant, dans ces conditions, que le texte final ne mobilise pas les foules. À quoi sert de remplir un papier que le premier médecin venu se permettra d'interpréter à sa façon ?

Peut-être certains s'étonneront que je n'aie pas immédiatement cité les soins palliatifs dans la liste des progrès de ces dernières années. Loin de moi l'idée de négliger ce secteur qui a joué un rôle essentiel dans la prise de conscience du corps médical d'un domaine trop oublié : les soins en fin de vie. Mais, là aussi, il y a beaucoup à dire, car on est passé progressivement d'un progrès réel à une doctrine. Et d'une doctrine à une intransigeance.

La première unité de soins palliatifs remonte à 1967. Elle fut mise en place en Angleterre par Cicely Saunders, dans le but de s'occuper des malades en fin de vie pour « faire tout ce qui reste à faire quand il n'y a plus rien à faire » : entourer, nurser, traiter, aider psychologiquement... avec une équipe de médecins, d'infirmières, de kinésithérapeutes, de psychologues, et la participation de bénévoles.

Cette démarche répondait à une carence certaine, l'accompagnement des patients en fin de vie ne suscitant pas toujours de la part des soignants une mobilisation suffisante, même si, d'un service à l'autre, il existait des différences de pratique majeures. En chirurgie, une fin de vie qui se prolonge est une situation quasi inconnue, le malade étant systématiquement dirigé vers un service de médecine. Certaines spécialités comme la cardiologie (celle du Dr Leonetti) sont moins confrontées aux morts lentes et difficiles que d'autres, comme la cancérologie, la pneumologie ou la gastro-entérologie. En neurologie, le problème est encore différent avec les patients souffrant de handicaps majeurs et de maladies dégénératives.

La France attendit 1986, soit vingt-cinq ans de plus que les pays anglo-saxons, pour qu'un ministre, Edmond Hervé, propose un texte sur l'organisation des soins palliatifs destinés aux malades en phase terminale. Mais cette décision politique, sans financement suffisant, demeura sans effet ou presque.

Interpellé par l'action des pionniers, en 1995, le code de déontologie qui réglemente l'exercice de la médecine inscrivit dans ses textes un certain nombre de recommandations... si évidentes qu'on s'étonne de leur absence préalable : « Soulager la souffrance des malades, éviter toute obstination déraisonnable dans les investigations ou les thérapeutiques, accompagner le mourant jusqu'à ses derniers moments et assurer, par des soins et mesures appropriés, la qualité d'une vie qui prend fin. » À noter : il est rappelé aux médecins leur obligation d'accompagner leurs patients jusqu'à la fin sans aucune incitation à transférer le malade vers d'autres structures, même « spécialisées », en fin de vie.

Les promoteurs des soins palliatifs ont donc permis de réveiller la conscience médicale, d'attirer l'attention sur un secteur négligé. Grâces leur en soient rendues ! L'expérience des pionniers profita aux autres médecins, principalement dans la lutte contre la douleur, car, pour le soutien psychologique, l'administration hospitalière créa peu de postes de psychologues dans les services de médecine confrontés au problème. Pendant vingt ans, ma demande resta vaine.

Lorsque les premières unités de soins palliatifs furent instituées, le traitement de la douleur tardait à s'imposer, et les soins spécifiques aux mourants étaient insuffisants. Car, si étrange que cela puisse paraître, l'abord de la mort des malades n'a jamais fait partie de l'enseignement médical. Une lacune comme tant d'autres dans un enseignement universitaire de la médecine pléthorique dans l'inutile, insuffisant dans des domaines essentiels.

Dès l'installation des premières unités de soins palliatifs, ce fut une unanimité de louanges ! Un soutien massif et inconditionnel des autorités politiques, religieuses, philosophiques... sans oublier l'appui des médias. Enquêtes, interviews, reportages : bref, le succès ! On se demande pourquoi on n'y avait pas pensé plus tôt. Un enthousiasme général presque suspect, tout au moins étrange, par son excès. Beaucoup se prononçaient en faveur des soins palliatifs sans savoir vraiment de quoi il s'agissait. Cette trop belle unanimité sentait la peur. N'y avait-il pas derrière tout cela un besoin de défendre une position, une idéologie ?

L'engouement des politiques de tout bord fut d'autant plus surprenant que, sur le terrain, les réalisations ne suivaient pas. Une dizaine d'années plus tard, on recensait très peu de réalisations : le nombre de lits de soins palliatifs en France permettait tout juste d'accueillir 1,8 % de la population concernée, alors qu'à peu près à la même époque les Pays-Bas pouvaient répondre à 18 % de la demande des patients. Par la suite, le développement fut très lent : entre 1997 et 2007, le nombre d'unités de soins palliatifs passa de 51 à 81 ! Et le nombre total de lits identifiés dans cette nouvelle spécialité, de 510 à 1 908 entre 1997 et 2005 [1].

Pas de quoi pavoiser pour une solution miracle soutenue par tant de partisans ! Avec plus de 150 000 morts par cancer chaque année, on est très

---

1. « Soins palliatifs », *Le Monde*, 26 mars 2008.

loin du compte. Toutes les missions ministérielles ont confirmé la carence évidente de... leurs propres ministères. Aussi bien celle de 2003 à la demande du ministre Jean-François Mattéi, que celle de 2005, à la demande de Philippe Douste-Blazy qui promit immédiatement l'ouverture d'ici 2007 de 2 000 lits supplémentaires. Pourquoi pas, quand on sait qu'on ne sera plus ministre pour vérifier la réalisation des engagements pris. Et, chaque fois, Marie de Hennezel, égérie incontournable des partisans des soins palliatifs en France et opposante farouche à l'euthanasie, est sollicitée. Chaque fois, elle fournit les mêmes conclusions. Son dernier rapport, remis en novembre 2007 à Mme Roselyne Bachelot, nouvelle ministre de la Santé, resta sans suite jusqu'à l'affaire Chantal Sébire.

Comment expliquer alors qu'un enthousiasme aussi général soit si peu suivi d'effets ?

Certains dogmatiques des soins palliatifs ne le cachaient pas : l'objectif était de s'opposer aux partisans de l'aide active au départ (euthanasie), de plus en plus nombreux. Et Marie de Hennezel affirmait péremptoirement que ce problème d'euthanasie disparaîtrait le jour où l'ensemble du territoire français serait équipé d'unités de soins palliatifs.

En réalité, tous les hommes politiques se cachaient derrière cette solution pratique pour éviter de répondre à la vraie question : comment répondre à la demande des citoyens en fin de vie ? À cette question, la société n'avait pas suffisamment réfléchi, se contentant jusqu'alors de rappeler les dogmes. Coincé entre les interrogations de l'opinion publique et les lobbies conservateurs médicaux, politiques et religieux, le sujet se révélait politiquement brûlant ! Mieux valait l'écarter.

Ou peut-être les politiques avaient-ils finalement des doutes inavoués sur cette solution « miracle »... et son coût.

Car, des réticences, on peut en avoir sur l'extension du système.

Tout en reconnaissant le rôle positif joué par les pionniers des soins palliatifs, on peut s'interroger sur les conséquences d'une multiplication tous azimuts de ces unités spécialisées. Une généralisation du système serait-elle humainement satisfaisante ? Serait-elle éthiquement idéale ? Serait-elle même réalisable ?

Tout le monde le reconnaît et le regrette : l'organisation des soins est de plus en plus compartimentée. Les services hospitaliers se déchargent trop souvent de leur responsabilité les uns sur les autres suivant des considérations variées, médicales, fonctionnelles et économiques... Certaines cliniques transfèrent systématiquement vers l'hôpital leurs malades médicalement trop lourds ou économiquement trop onéreux ; les services de chirurgie transfèrent en médecine leurs patients dont l'état de santé s'aggrave, et les services de médecine sont maintenant invités à transférer leur patient en fin de vie vers les unités spécialisées en soins palliatifs.

Multiplier les lieux de prise en charge en fonction du stade évolutif de la maladie ne me paraît pas la meilleure voie d'humanisation des hôpitaux. Prévenir un malade que, compte tenu de l'aggravation de son état, il va quitter l'équipe qui l'a soigné jusqu'à présent pour aller dans un service spécialisé qu'il ne connaît pas, et dont il sait parfaitement qu'il s'agit d'une unité où il finira ses jours parmi d'autres mourants, cela n'est pas si simple – sauf, bien sûr, si le patient le souhaite... Et d'où vient cet étrange encouragement à la démission du rôle de médecin ? Où est-il écrit qu'un médecin en charge d'un malade est autorisé à ne plus s'occuper de lui dès lors que la situation médicale est irréversible ? Si les médecins des soins palliatifs se vantent d'apporter le meilleur aux mourants et de voir leur malade « revivre », j'ai observé plus d'une fois, lors du départ, les visages s'assombrir... jusqu'à refuser le transfert au dernier moment.

Le risque est réel de créer un circuit obligatoire. Ce qui, aujourd'hui, n'est qu'une proposition, compte tenu du nombre limité de places, peut devenir une quasi-obligation. Or pour qui sait les écouter, les demandes des patients sont extrêmement variées. Prétendre que la volonté de partir disparaît dès le transfert en service de soins palliatifs est tout simplement faux. Certains patients le disent clairement : ils n'ont que faire de notre proposition d'accompagnement. « Foutez-moi la paix, m'a dit un malade. Je ne veux pas être accompagné. Je veux partir. »

Une volonté que nombre de ténors des soins palliatifs refusent d'entendre, traitant ces malades de déprimés notoires, ou de déprimés qui s'ignorent, ou de malades psychologiquement fragiles ou, pire encore, de militants de l'Association pour le droit de mourir dans la dignité (ADMD), ce qui, pour ces ténors, est synonyme de troubles psychiques graves. Certainement pas de citoyens normaux et responsables. Or, le souhait de partir ne se livre pas au premier médecin venu, fût-il un spécialiste des soins palliatifs. Pour exprimer une telle demande, la confiance doit s'être établie au cours d'une longue relation, d'un même combat, côte à côte, contre la maladie. C'est principalement au médecin traitant que le malade livrera son souhait d'en finir, pour peu que celui-ci soit capable de l'écouter. Sa demande peut devenir impossible à exprimer face à un médecin inconnu qui l'accueille dans un centre pour mourir, surtout s'il manifeste d'emblée une surdité dogmatique.

Voilà pourquoi je suis opposé au transfert systématique des malades vers des centres spécialisés à la fin de leur vie. Tout dépend, bien sûr, de l'aptitude du service de médecine à prendre en charge les soins palliatifs, de la capacité de l'unité de soins palliatifs à entendre les demandes des patients, et surtout... de la volonté du malade.

Des réticences, j'en ai aussi envers la charge imposée aux équipes soignantes. Avec la diffusion un peu partout d'unités de soins palliatifs, trouvera-t-on chez les nouveaux soignants la motivation des pionniers ? Pour un médecin ou une infirmière, il n'est déjà pas facile d'accompagner jusqu'à la fin les malades qu'ils suivent régulièrement. Pour le spécialiste en soins palliatifs, la prise en charge de malades qu'il connaît peu et qu'on lui envoie pour mourir est encore plus complexe.

Si j'ai fait mon possible pour traiter au mieux mes patients, je ne me suis jamais habitué à leur souffrance. Heureusement pour mon équilibre psychologique, une majorité d'entre eux sortaient guéris de l'hôpital, et ces bons résultats rendaient moins lourd l'accompagnement des mourants. Est-il bien raisonnable de demander à des soignants de ne prendre en charge que la partie la plus ingrate de la médecine ? Est-il vraiment sain de ne s'occuper que de la mort, et uniquement de la mort, pendant des années et des années ? Ne risque-t-on pas de se lasser ? Assumera-t-on toujours cette tâche avec le même enthousiasme après quinze, vingt ans de pratique ? Quand on sait à quel point la mort de l'autre nous renvoie à la nôtre, il est bon parfois de prendre de la distance. La spécialité de l'aide aux mourants ne me semble pas un facteur d'équilibre psychologique. Pour tenir le coup, le médecin risque d'adopter l'une de ces positions : soit il réduit son rôle au simple traitement de la douleur – mais dans ce cas pourquoi travailler dans un centre spécifique de soins palliatif ? –, soit il exerce sa fonction pour des motivations personnelles liées à sa relation à la mort, ce qui ne me rassure pas. Soit il devient un militant de la cause – et l'on voit certains défenseurs des soins palliatifs parler de leur action avec une fougue quasi mystique –, soit, et le risque est grand, il accepte le poste parce que, dans cette nouvelle spécialité, les places vacantes étant plus accessibles qu'ailleurs, la titularisation est plus aisée.

Aussi, au lieu de multiplier les unités de soins palliatifs, ne serait-il pas préférable de revoir la formation de tous les médecins et, simultanément, de renforcer les équipes en infirmières et psychologues dans les services qui affrontent ces situations ?

S'il est indiscutable que les promoteurs des soins palliatifs ont su réveiller la conscience médicale en attirant son attention sur des soins négligés, était-il pour autant justifié de créer une spécialité supplémentaire ? Pourquoi ces soins ne relèveraient-ils pas de la responsabilité de tout médecin ?

En médecine, chaque fois que l'on constate une carence, on colmate la brèche en créant une nouvelle spécialité : les médecins ne prennent pas correctement en charge les personnes âgées : on crée une spécialité de gérontologie ; ils traitent mal la douleur : on crée des spécialistes de la douleur ; ils se désintéressent de la fin de vie : on imagine une spécialité de soins palliatifs... Ne serait-il pas préférable que la formation des médecins corresponde aux besoins réels des patients ?

Enfin, j'ai quelques réticences sur les promesses politiques.

En matière d'économie de santé, les décideurs de la santé publique, étant rarement sur le terrain, s'engouffrent toujours dans la première solution arithmétique venue sans en avoir analysé les conséquences à long terme, ni envisagé les éventuels effets pervers. À force de raisonner par chiffres, on perd le sens des réalités.

Si 150 000 personnes meurent chaque année d'un cancer, combien de milliers de lits de soins palliatifs faut-il créer pour répondre à la demande ? Il en faut... Je pose un, et je retiens deux... 10 000, 20 000 ou 30 000... ?

Actuellement, on en dénombre 2 500. En 2008, sous la pression des « affaires », la nouvelle présidence de la République a annoncé pour l'année la création de 1 200 lits supplémentaires comme gage de sa bonne volonté et preuve de sa compréhension du problème... Même avec ces nouvelles unités, on sera loin du compte théorique, et le nombre de lits en soins palliatifs ne concernera qu'une faible partie de la population.

Aussi, avant de lancer des programmes incontrôlés, est-il encore temps de réfléchir, de se poser les questions : est-ce réaliste ? Est-ce souhaitable ? Les unités pilotes réalisées par les pionniers sont-elles reproductibles à grande échelle, avec autant de soignants ayant la même motivation ? Il faut toujours se méfier de la visite de l'appartement témoin. Idéal ! Mais, en général, le reste de l'immeuble n'offre pas le même confort. Surtout s'il faut faire vite, et que les finances ne suivent pas.

Rien ne serait pire que de créer un peu partout des structures de mauvaise qualité en soins palliatifs, de nouveaux ghettos qui se transformeraient inévitablement en mouroirs par manque de personnel. À l'heure des restrictions budgétaires, des économies de santé, après des années de réduction drastique du nombre de lits d'hospitalisation en médecine, en un temps où l'on maintient l'hôpital public au bord de la faillite, en une période de grande pénurie de médecins et d'infirmières [1], je doute qu'il soit possible d'ouvrir autant de centres en garantissant la qualité. Il n'y a ni l'argent ni le personnel nécessaires. On ne trouve pas d'un coup de baguette magique des centaines de médecins ayant subitement la vocation pour se spécialiser dans l'accompagnement des mourants.

---

1. Denis Labayle, *Tempête sur l'hôpital,* Le Seuil, 2002.

De plus, comme la volonté gouvernementale est de privatiser des secteurs entiers de l'hospitalisation publique – cancérologie, cardiologie interventionnelle, chirurgie... –, ira-t-on vers une privatisation des unités de soins palliatifs ? Surtout si le projet se révèle onéreux. Connaissant la volonté générale de rentabilité du secteur privé, je préfère ne pas imaginer où se feront les économies.

On a déjà vécu dans le passé une situation critique quand, dans la seconde moitié du XXe siècle, on a construit de grands établissements pour personnes âgées et converti des sanatoriums en hôpitaux de longs séjours. Dans nombre de cas, on a créé des lits d'hospice, de véritables mouroirs qui ont perduré pendant plus de quarante ans avant d'être dénoncés comme insalubres, inhumains, indignes.

Et même si un gouvernement se lançait dans un gigantesque programme de création d'unités de soins palliatifs, le système de santé serait-il plus humain pour autant ? Que dire d'une société qui sépare totalement la mort de la vie, dans son architecture comme dans son fonctionnement, qui dresse une cloison étanche entre ceux qui ont l'espoir de vivre et ceux qui se préparent à partir ? Nous avons déjà regroupé de façon excessive les personnes âgées dans des structures autonomes, souvent coupées du reste de l'hôpital. Ne renouvelons pas, avec les mourants, les erreurs passées.

Pour un médecin, suivre son malade jusqu'à la fin relève de son éthique médicale.

Encore faut-il donner aux services les plus exposés les moyens en personnels (infirmières et psychologues) pour faire face à la demande de soins et un nombre de lits suffisant pour pouvoir garder les patients, et ne plus être soumis aux exigences bureaucratiques permanentes de réduire systématiquement la durée d'hospitalisation. Là sont les vrais problèmes !

Au lieu de transférer le malade vers une unité étrangère, l'idée de faire venir à son chevet l'équipe mobile, spécialisée en soins palliatifs, est une alternative beaucoup plus intéressante : elle ne crée pas de ghetto, et favorise la collaboration entre soignants.

Avec une telle organisation, le médecin traitant continue à suivre son patient, assume ses responsabilités jusqu'à la fin et bénéficie des conseils de spécialistes. C'est une tout autre conception du traitement palliatif, beaucoup plus humaine. Mais cette solution requiert, comme je viens de le dire, la réouverture systématique de lits au sein des services de médecine, ce qui ne sera pas un luxe après une période folle de fermeture sans la moindre analyse préalable des besoins. Des réductions décrétées par les « chiffrocrates » du système de santé, appartenant pour certains aux directions départementales des affaires sanitaires et sociales (DDASS), d'autres aux agences régionales hospitalières (ARH) ou au ministère. Des décideurs sur écran d'ordinateur, ignorants des réalités, incapables de prévoir l'avenir. Les réductions de lits qu'ils ont décrétées sans planification régionale sérieuse ont rendu le système d'hospitalisation en France incapable de s'adapter aux changements démographiques et de répondre aux urgences, surtout en période aiguë. On l'a vu lors de la canicule de 2003. On le reverra demain, à la moindre nouvelle crise, quelle qu'en sera l'origine.

Si le nombre de ces unités mobiles de soins palliatifs est passé de 55 à 328 entre 1997 et 2007, on n'a ni augmenté le nombre de lits de médecine, ni renforcé les équipes les plus exposées. Or, ces mesures sont indissociables.

Restent les soins palliatifs dispensés à domicile. Bien sûr, la théorie est séduisante. Elle inverse le processus actuel qui amène trois citoyens sur quatre à mourir dans une institution, et elle entend répondre à la demande d'une large majorité de citoyens qui souhaitent mourir chez eux.

Mais les soins à domicile ont un coût, souvent exorbitant pour la famille. Rares sont celles qui ont les moyens de payer des gardes jour et nuit. L'aide apportée par les associations de soins palliatifs ou d'hospitalisation à domicile n'est que partielle. Une présence familiale complémentaire est indispensable. À la moindre aggravation, la famille panique et envoie le mourant à l'hôpital. Par expérience personnelle, j'ai également découvert que le médecin délégué par l'association ne prescrivait pas lui-même les antalgiques et les sédatifs. Il devait passer par le médecin généraliste de la famille, même pour une modification de posologie. Une situation parfois inextricable quand, un samedi matin, l'augmentation des doses de morphine devient une urgence et que le médecin traitant est injoignable. Cette absurdité organisationnelle réduit considérablement la portée thérapeutique de ces structures ambulatoires.

Enfin, il ne faut pas être dupe. Le développement d'un vaste secteur de soins palliatifs à domicile exigerait un nombre important d'infirmières et d'aides-soignantes. Un personnel actuellement introuvable. Sauf à modifier radicalement notre mode de recrutement, bridé depuis de nombreuses années. Voilà pourquoi cette solution intéressante restera limitée, et son extension à grande échelle, illusoire.

Enfin, quoi qu'en disent leurs promoteurs, les soins palliatifs ont leurs propres limites : ils ne peuvent résoudre la totalité des problèmes posés par la fin de vie et par les situations de souffrance extrême. À entendre certains militants de la cause, avant eux il n'y avait rien ; en dehors d'eux il n'y a rien ; grâce à eux tout est résolu.

Les soins palliatifs ne sont pas nés avec les unités spécialisées. Depuis très longtemps, les médecins assuraient bon an mal an, en fonction de leur dynamisme, de leur éthique, et de la quantité de personnel disponible, des soins « palliatifs » aux mourants et aux grands malades. Certes, les centres pionniers ont représenté un progrès par la mobilisation d'équipes déterminées et une concentration plus importante de moyens humains mais, en ce qui concerne l'utilisation des médicaments, il n'y a pas eu de miracle. Initialement, ces centres maîtrisaient mieux les traitements de la douleur. Aujourd'hui, les produits antalgiques sont largement utilisés dans tous les services. Ce sont les mêmes partout et la subtilité des posologies est maintenant bien connue. Dans les centres de soins palliatifs, il n'y a donc pas de médicaments spécifiques, magiques, qui rendraient cette période idyllique. Les antalgiques ne produisent pas plus de miracles ou de complications ici ou là. Il n'y a pas d'un côté la bonne morphine des unités de soins palliatifs, et de l'autre la mauvaise morphine des services de médecine traditionnelle. Contrairement à ce que les protagonistes des soins palliatifs affirment haut et fort, ces produits, y compris la morphine, ne sont pas la panacée universelle.

Pour remarquable qu'elle soit, même prescrite par les spécialistes, la morphine administrée à forte dose n'est pas exempte d'effets secondaires. Tous théoriquement traitables, mais qui, parfois, finissent par devenir difficiles à supporter, et pour le patient et pour son entourage : confusion, délire, encombrement bronchique, occlusion intestinale, vomissements, rétention d'urine... Si la morphine était le médicament magique, comme certains le prétendent, il n'y aurait plus de discussion. C'est justement parce qu'elle ne permet pas de contrôler l'ensemble des souffrances, parce qu'elle engendre elle-même des effets négatifs, que la recherche mérite d'être poursuivie. Sans œillères, sans nouvelle diabolisation de substances qui, demain, seront peut-être, elles aussi, recommandées.

D'autant que la souffrance ne se résume pas au seul traitement de la douleur. Il est des souffrances profondes que les traitements antidépresseurs et la prise en charge psychologique ne suffisent pas à soulager. Là encore, à entendre certains ténors des soins palliatifs, aucune situation dépressive ne leur résisterait : ces psychothérapeutes disposeraient-ils d'une nouvelle méthode de guérison infaillible, qui redonnerait espoir en quelques jours ? De quoi rendre Freud jaloux !

Hélas ! Il n'y a pas des psychothérapeutes magiciens en service de soins palliatifs et des thérapeutes médiocres pour le reste de la médecine et de la psychiatrie.

Se voir dépérir, être de plus en plus dépendant, constater que son corps ne répond plus aux exigences essentielles, perdre ses sens, ses fonctions sphinctériennes, se savoir proche de la fin sans connaître les conditions de l'agonie, découvrir dans le regard des autres le reflet de sa propre angoisse représentent des souffrances que ni les antidépresseurs ni la psychothérapie ne permettent d'effacer, surtout en un temps record. Cette souffrance profonde est plus difficile à traiter que les douleurs physiques.

Affirmer que, une fois la douleur physique disparue, les patients sont définitivement apaisés, ou qu'il suffit d'un soutien psychologique pour que toute volonté de partir disparaisse est la preuve d'une surdité idéologique ou d'un orgueil incommensurable, ou les deux. On m'avait pourtant appris que la médecine était école d'humilité !

Que d'idioties coupables, que de propos indécents, que de critiques obscènes n'a-t-on pas entendu proférer par ces idéologues dans l'affaire Vincent Humbert comme dans l'affaire Chantal Sébire ! Pour ces aveugles à la souffrance humaine, il était impossible que ce jeune homme quadriplégique, muet et aveugle manifeste sa volonté de partir. Non, ce ne pouvait être qu'une dépression passagère, le résultat d'une mauvaise prise en charge, d'un soutien psychologique insuffisant, de la mauvaise influence de sa mère. Pour d'autres, c'était avant tout un problème social : il se faisait trop de souci pour sa mère... sa dépression était mal contrôlée... Il faut lire le rapport de la commission parlementaire pour se rendre compte du degré d'aveuglement idéologique et de cynisme de ceux qui refusent de comprendre que la souffrance atteint parfois de tels degrés que la vie n'a plus aucun sens, et qu'il faut que la barbarie cesse.

Aussi est-il temps de refuser le mensonge qui affirme que les soins palliatifs arrivent à tout résoudre.

La liberté est en danger quand une société, au nom d'une idéologie, nie l'évidence.

Et que proposent ces doctrinaires quand les traitements morphiniques et sédatifs deviennent inefficaces ou insuffisants ? Ou que les soignants restent confrontés à la volonté réitérée du malade d'en finir ?

Une première solution consiste à augmenter un peu plus les doses de sédatifs et de morphiniques jusqu'à obtenir un effet létal. Après un temps imprévisible, quelques jours à plusieurs semaines de maintien dans un coma artificiel pour le malade, et une attente douloureuse, parfois interminable, pour la famille. Pour quel bénéfice ? Comme l'a reconnu le Dr Jean-Marie Gomas, cofondateur de la Société française d'accompagnement et de soins palliatifs (SFAP), lors de son audition devant la commission parlementaire : « La différence entre la sédation répétée et l'euthanasie directe est "extrêmement subtile" [1]. » Tellement subtile qu'on ne la voit plus.

On le sait : l'objectif des soins palliatifs est de prolonger la vie jusqu'au bout, mais que veut dire « jusqu'au bout » lorsque le malade est sous perfusion

------

1. Audition du Dr Jean-Marie Gomas, « Respecter la vie, accepter la mort », *op. cit.*, p. 421.

permanente de drogues abrutissantes. Où est le soi-disant respect de la nature dans ce coma artificiellement provoqué ? En plongeant ainsi le malade dans l'inconscience, le médecin des soins palliatifs reconnaît *de facto* ses limites, même s'il refuse d'avouer – et de s'avouer –, que son acte s'apparente étrangement à l'euthanasie.

Et si la mort est imminente, pourquoi prolonger une situation pénible pour tous ? Ce fut la question légitime que s'est posée le Dr Tramois. Si la drogue employée est inefficace pour atteindre son but, autant en employer une autre. Et là réside une nouvelle hypocrisie. Longtemps, les médecins hospitaliers n'ont eu à leur disposition qu'un produit instantanément efficace, et surtout facile à se procurer : le chlorure de potassium. Un produit aujourd'hui diabolisé, comme la morphine autrefois. Un tel produit vous mène aux assises. Que de stupidités mensongères j'ai entendues au cours des débats à propos du chlorure de potassium, responsable d'une « lyse douloureuse de toutes les cellules de l'organisme » ! Bêtise, mensonge conscient ou mensonge doctrinaire ? Ou les trois à la fois ? Le potassium a un effet clair et net : il entraîne à forte dose un arrêt cardiaque. Un point, c'est tout. Et le malade sous sédatifs et antalgiques ne ressent rien. On peut reprocher au produit son effet brutal, mais n'est-ce pas justement la fin rapide de l'agonie que l'on recherche ? Aujourd'hui, d'autres produits lui sont préférés dans les pays où l'aide active au départ est reconnue. Par exemple, le penthotal – un barbiturique souvent utilisé seul ou en association avec des sédatifs –, un médicament largement utilisé en anesthésie. À forte posologie, il a un effet létal certain, en endormant doucement le malade. Mais, dans la situation dans laquelle nous sommes actuellement, hormis au bloc opératoire, il est impossible pour un médecin – même hospitalier – d'y avoir recours. D'où l'utilisation du chlorure de potassium !

Quel que soit le produit – morphine, sédatifs, chlorure de potassium, barbituriques –, il y a bien longtemps qu'on n'est plus dans le sacro-saint respect du « naturel ».

La distinction entre ces produits est une question, non de finalité, mais de délai d'action. Certains sont à action lente, d'autres à action rapide. Est-ce un débat majeur quand le malade se trouve déjà en état de survie ? Est-ce un débat qui justifie les empoignades quand, par ailleurs, le respect de la vie se pose en d'autres termes un peu partout dans le monde ?

On ne peut décemment traiter de sauveurs les partisans d'une euthanasie lente et pénible sous morphine, sédatifs, avec suppression de l'alimentation et déshydratation, et d'assassins les partisans du penthotal, euthanasie rapide, économe de souffrances. Un peu de pudeur !

Car, en refusant d'employer les drogues qui mettraient rapidement un terme à des souffrances inutiles, il ne reste plus aux défenseurs intransigeants des soins palliatifs que l'attentisme pour respecter les hypothétiques exigences célestes et le soi-disant respect de la nature. Et, comme cela peut durer longtemps, la seule solution proposée, pour accélérer le processus, consiste à supprimer au patient toute alimentation. Pire, toute hydratation. Cette « solution » découle directement des carences de la loi Leonetti de 2005. On est bien loin de la définition du mot « euthanasie » qui, rappelons-le, signifie « mort douce, aider à mourir sans souffrance ».

La dénutrition, on le sait, engendre déjà de multiples complications : escarres, phlébite, infections multiples, encombrement... Mais ce n'est pas suffisant : d'autres vont plus loin dans leur acharnement à défendre l'indéfendable, et affirment que pour le malade la déshydratation est une voie quasi royale.

Étonnante, l'intervention du Dr Pierre-Louis Fagniez, professeur des universités, lorsqu'il affirme devant la commission parlementaire : « Lorsqu'on arrête l'alimentation, stopper l'hydratation progressivement est au contraire plutôt un élément de confort pour le malade[1]. » Une telle affirmation va à l'encontre de toutes les constatations médicales sur les effets de la soif. Comment peut-on affirmer comme une évidence que « passé les deux premières heures, il n'y a aucune sensation de manque ». La déshydratation s'accompagne chez les malades insuffisamment perfusés d'une sensation de soif considérée comme extrêmement pénible, voire douloureuse. Et affirmer, comme certains, que le maintien de l'hydratation est d'ordre culturel traduit l'absence d'expérience en la matière ou l'aveuglement volontaire – il n'y a pas plus aveugle que ceux qui ferment les yeux.

Qu'ils aillent dans les services qui acceptent de telles méthodes, et qu'ils restent au chevet des patients dénutris et déshydratés. Peut-être changeront-ils d'avis.

Cette méthode est également prônée par les mêmes pour résoudre un autre problème gênant pour la société : les malades en coma végétatif chronique

---

1. Assemblée nationale, deuxième séance, 26 novembre 2004.

qui, depuis longtemps, ne survivent que grâce à une alimentation artificielle. À propos de ces situations particulières, il est bon de rappeler qu'elles sont souvent le résultat d'un acharnement thérapeutique, surtout en réanimation. Quoi de plus dramatique que ces corps maintenus dans une vie sans vie ! Ils sont des centaines dans ce cas à qui l'on refuse un départ décent. Que sont-ils d'autre qu'une souffrance permanente pour les familles, un faux espoir vivant qui s'efface avec le temps, et qui leur laisse l'impression d'avoir été trompées sur la réalité ? Et la société qui impose aux proches cette non-présence n'assume même pas les conséquences de ses décisions : les places d'hospitalisation dans les centres spécialisés sont rares. Souvent ces corps-souvenirs restent en réanimation des mois avant de trouver une place en « milieu spécialisé ». Il faut avoir le courage de le dire : peu de centres les acceptent : « Pas assez de place ; pas assez de personnel ; trop lourd à prendre. » Alors les parents attendent sans rien comprendre au drame qu'on leur impose sans leur apporter le secours annoncé. Au début ils sont prêts à tout, même à croire au miracle, à écouter tous les bruits, même les plus fous, les plus faux, pour garder le moral. On raconte qu'un homme s'est réveillé après des années de coma. Mais avait-il les mêmes lésions ? Personne ne répond parce que personne ne sait. Les mois passent, et il faut bien se rendre à l'évidence : celui qu'on a aimé n'est plus là. Il est parti depuis longtemps. Alors on commence à se demander à quoi sert cette mascarade. On se rend régulièrement auprès d'un corps qui n'a plus rien de ce qui fait la spécificité d'un être humain : des sentiments, des réflexions, des rires, ou tout simplement un contact. Un corps détruit qui détruit la vie des autres, perfidement, au jour le jour.

Tous ces sentiments, des familles les éprouvent avec l'impression d'un abandon collectif. L'idée de tout arrêter peut leur venir un jour à l'esprit. Question d'honnêteté envers l'être aimé et envers soi-même. Il suffirait de permettre à ce corps meurtri de s'endormir définitivement grâce à un geste simple et indolore.

Mais non ! On propose le pire pour la fin : l'agonie prolongée par arrêt de l'alimentation et de l'hydratation. Une telle solution ne tient absolument pas compte des proches. N'ont-ils pas assez souffert pour leur infliger encore une épreuve supplémentaire ? D'autant que la durée annoncée par cette attitude barbare est, dit-on, de dix à quinze jours en moyenne. Une moyenne dont se fiche la famille. Chaque jour est un jour de trop. Or, ces patients peuvent survivre ainsi pendant plusieurs semaines.

Le Pr Fagniez est chirurgien. J'aimerais savoir combien de malades il a vraiment suivis, personnellement et jusqu'au bout, car les malades en fin de vie hospitalisés en chirurgie sont quasi systématiquement adressés en médecine. Est-il donc le mieux placé pour juger de cette méthode ? Ceux qui, au cours des séances de la commission parlementaire, ont soutenu cette thèse ont trompé l'auditoire non médical. Mais les autres ont-ils essayé de savoir ? Sont-ils allés voir ? Combien parmi eux ont assisté un malade jusqu'à la fin ?

Dans un article cherchant à faire une revue de la littérature sur les effets de la dénutrition et de la déshydratation chez les personnes présentant un état végétatif chronique ou une détérioration cognitive évoluée, le Dr Régis Aubry, travaillant au département douleur-soins palliatifs au CHU Jean-Minjoz de Besançon, n'apporte aucun élément permettant d'affirmer que la méthode est indolore, malgré sa volonté de la défendre. Tout le texte est dans le relatif : « Les connaissances actuelles *laissent penser* que les patients en état végétatif chronique *ne peuvent pas* éprouver la faim et la soif. » Sans référence. Comment l'affirmer puisqu'il n'y a pas de contact possible ! « Après arrêt de la nutrition et de l'hydratation chez les patients présentant un état végétatif chronique, le décès survient *en général après dix à quatorze jours.* » En recherche médicale, la locution « en général » n'existe pas. Un minimum de rigueur scientifique impose de donner une moyenne et de chiffrer les extrêmes. Car il y a des extrêmes, de terribles extrêmes de plusieurs semaines. Et un peu plus loin : « Chez les malades porteurs d'une démence sévère, il *semble* que l'inconfort généré par l'arrêt de l'alimentation et la déshydratation est *modéré* à condition que les soins de bouche soit effectués et effectifs. » S'il est, en effet, difficile d'évaluer chez un dément le degré des sensations, comment affirmer que l'inconfort est *modéré* ? Que signifie ce mot quand il n'est pas chiffré par des paramètres précis ? Ce qui ressort de la lecture de cette revue générale est qu'on ne sait rien sur les sensations réelles des patients en état végétatif chronique ou atteints de démence sévère, et que leur supposée bonne tolérance à la suppression de l'alimentation et de l'hydratation est pure spéculation. Affirmer que cette méthode est bonne pour ces patients relève plus d'une volonté idéologique que d'une rigueur scientifique.

Même sans auditionner le Dr Chaussoy, réanimateur, les membres de la commission parlementaire auraient pu lire dans son article publié dans *Le Monde* en 2004 ce qui correspond à l'avis de la très grande majorité des médecins : « J'ose à peine raconter l'unique solution qu'elle aurait eu à lui proposer : il se serait agi, après mûre réflexion, pour ne pas déroger à l'inaltérable "Tu ne tueras point" et ne pas déranger notre confort moral, de cesser de le nourrir. Le laisser mourir de faim, entouré des siens et surveillé par l'équipe médicale. Avec "patience et amour" sans doute. À quoi ressemble une société qui se satisfait de pareils faux-fuyants ? Et que reste-t-il d'humanité dans cette proposition-là [1] ? »

Quelque temps plus tard, la famille d'Hervé Pierra raconte dans ce même quotidien son calvaire de six jours après avoir accepté ladite méthode pour leur enfant. On imagine ce que peut être la souffrance des familles quand une telle situation dure plusieurs semaines. Jamais culpabilisés, les opposants doctrinaires à l'euthanasie accusèrent le médecin traitant de n'avoir pas prescrit suffisamment de sédatifs et de morphine. Peut-être... Mais alors, je retournerai

---

1. *Le Monde*, 15 mars 2006.

l'accusation contre ceux qui reprochent au médecin de n'avoir pas été assez efficace : et eux, n'ont-ils pas aussi été insuffisants ? Pourquoi ne pas avoir eu le courage d'aller jusqu'au bout de leur intention première, qui était bien de permettre à ce jeune homme de partir ? Pourquoi ne pas avoir tout simplement et humainement mis fin au calvaire de cette famille et du malade en injectant un barbiturique qui aurait permis à ce jeune homme de s'endormir paisiblement ? Exactement ce que réclamait sa famille. Rien ne justifie cet attentisme cruel, même s'il est conforme à la loi.

Une telle attitude est d'une stupide inhumanité.

Lors d'un colloque à l'hôpital Cochin, le Dr Gilbert Desfosses, chef du service des soins palliatifs à l'hôpital des Diaconesses, rapporta le cas d'une patiente suivie et traitée par suppression de l'alimentation et par déshydratation : « À partir de juillet, la malade n'a plus que la morphine. Le 8 juillet, on arrête l'alimentation, mais on continue un peu l'hydratation. Le 8 août, on arrête l'hydratation, on fait du nursing. Elle meurt le 26 août. » Silence. « Ce fut long, très long [1]. » De fait ! Deux mois pour faire mourir quelqu'un par cette technique, c'est tout simplement inhumain pour la

---

1. Propos recueillis par Éric Favereau, *Libération*, 8 novembre 2005.

patiente, pour la famille, et pour l'équipe soignante. De plus, c'est totalement inutile, et scandaleusement coûteux. Mais, contrairement à d'autres, le Dr Desfosses a l'honnêteté de le reconnaître [1] : « Je ne partage pas certains poncifs des soins palliatifs qui disent que si la personne ne meurt pas, c'est qu'elle a quelque chose à vivre. J'ai un sentiment d'insatisfaction d'avoir vu cette patiente souffrir. Les décisions prises en soins palliatifs n'ont pas permis que la mort survienne, alors qu'elle avait, de mon point de vue, vécu au-delà de ce qu'elle souhaitait. » Et le médecin de s'interroger sur la valeur à donner à ces quinze derniers jours : « D'ordinaire, on apprend en soins palliatifs à donner du sens à cette fin de vie. Là, il n'y en avait pas. »

Enfin un témoignage honnête, correspondant à l'expérience de tout médecin ayant vécu pareille situation. Il m'est arrivé de répondre à l'exigence d'une famille très croyante et, bien malgré moi, d'appliquer ce schéma de « soins palliatifs ». Par respect de leur liberté. J'en garde un souvenir terrible. Contrairement à ce qu'affirme Marie de Hennezel, le médecin ne fait pas de cauchemars quand il aide un patient à partir rapidement et humainement. C'est quand l'agonie

---

1. *Le Monde*, 5-6 février 2006.

traîne inutilement qu'il n'en dort plus. Une lenteur insoutenable pour le patient, la famille, et l'équipe soignante. Quelle est donc la philosophie de cette société qui propose comme solution la transformation d'un être humain en squelette déshydraté, perdant toute dignité, laissant à son entourage le souvenir terrible d'un corps martyrisé ? Comment peut-on approuver les médecins défenseurs d'une telle barbarie, et traiter d'assassins les partisans du penthotal ?

Et qu'on cesse d'affirmer hypocritement que ce temps est nécessaire pour préparer la famille au travail de deuil. La ficelle est un peu grosse. S'il faut voir souffrir l'être aimé pour faire son travail de deuil, alors, en effet, il faut faire vivre le mourant le plus longtemps possible, et réhabiliter l'acharnement thérapeutique...

Cet argument ne tient pas : cette période où l'on attend la libération de l'autre laisse toujours des souvenirs cruels, culpabilisants. Pourquoi la prolonger ?

Les propos du Dr Desfosses contrastent avec les tristes fanfaronnades de certains doctrinaires des soins palliatifs se vantant de ne rencontrer aucun problème dans leur pratique. Quand viendra la fin de leur vie, j'espère pour eux qu'ils trouveront un médecin compréhensif qui refusera de les laisser se dénutrir et se déshydrater. Et je pose la question : quel citoyen est volontaire pour cette méthode, conséquence indirecte de la loi actuelle ?

En tout cas, si elle convient au Pr Fagniez, qu'il ait le courage de préciser dans son testament de vie sa volonté de mourir, si nécessaire, dénutri et déshydraté. Que tous les membres de la commission parlementaire qui l'ont cautionnée fassent de même, ainsi que les députés qui l'ont votée ! Leur volonté sera respectée à la lettre. Mais qu'en aucun cas ils ne l'imposent aux autres.

Pour moi, c'est clair : jamais ça.

Jamais cette fausse « euthanasie », cette mort prétendument naturelle. Personnellement, je souhaite un moyen rapide, digne et sans douleur. Du penthotal me conviendrait parfaitement, que ce soit à prendre par la bouche ou par voie intraveineuse, ça ne me dérange pas. Je ne suis pas difficile ! Aux autres citoyens de préciser par écrit leur choix avant qu'il ne soit trop tard.

Et puisque alimenter de force une personne qui veut partir est reconnu comme un acharnement thérapeutique, j'espère que supprimer toute alimentation et laisser le corps mourir par déshydratation sera bientôt considéré comme un harcèlement thérapeutique palliatif.

La société, après avoir mis des dizaines d'années à condamner le premier, va-t-elle mettre autant de temps à condamner le deuxième ? Ces deux attitudes extrêmes relèvent du même principe : un faux respect de la vie. Voilà bien la preuve que les positions dogmatiques qui se voudraient les plus fidèles aux exigences divines se révèlent les plus inhumaines ! Quand je vois cette attitude prônée par des religieux et des croyants au nom du sacro-saint respect de la vie, j'ai envie de crier : « Dieu, réveille-toi ! Ils sont devenus fous. »

L'AUTODÉLIVRANCE OU UN PLAIDOYER CONTRE LA « PEINE » DE MORT

Au cours de l'Histoire, combien de millions d'hommes sont morts pour défendre la notion de liberté ? Combien de pays ont inscrit ce mot dans leur Constitution ou leur devise ? Alors, pourquoi les citoyens renoncent-ils soudainement à leur chère liberté quand frappe la maladie, quand la vie les fragilise, ou que, la vieillesse venant, ils sentent la fin approcher ? Y aurait-il un âge à partir duquel il faudrait accepter de perdre son droit à penser, à choisir, à agir, pour se soumettre à une autre logique ? Dans notre pays, il est de plus en plus rare et difficile de finir ses jours chez soi, entouré des siens comme par le passé. Dès à présent, nous savons que trois sur quatre d'entre nous finiront leurs jours plus ou moins seuls, dans la chambre d'une institution collective, d'un hôpital ou d'une maison de retraite, le corps le plus souvent malade, handicapé, incontinent, ayant perdu progressivement ses sens, l'esprit humilié, infantilisé, parfois dépressif. Une sorte de solitude dans le collectif ! Pourquoi faudrait-il s'en remettre à la décision des autres et accepter cette déchéance annoncée ? Une fin pénible, souvent inhumaine. Une « peine » de mort imposée.

Est-ce le résultat d'une soumission collective à une fatalité ou la peur d'enfreindre des dogmes à consonances religieuses ?

Les enquêtes statistiques concordent : cette situation ne convient pas à 80 % des Français qui, s'ils tombent gravement malades, souhaitent avoir un droit de parole sur les conditions de leur départ. Mais il existe un hiatus entre leur volonté profonde et la réalité.

Le droit de mourir selon sa convenance est une liberté majeure à conquérir. La liberté d'estimer que, au-delà d'une certaine limite, la vie ne vaut plus la peine d'être vécue, qu'elle présente dorénavant moins d'attraits que la mort. Ou tout simplement que, l'âge avançant, la crainte des handicaps et de la décrépitude rend préférable l'idée de partir. Au nom de quoi les uns s'arrogent-ils le droit de décider pour les autres ? Dans cette dernière ligne droite, chacun doit pouvoir jouer son propre joker. Cette dernière décision relève de l'ultime liberté.

Malheureusement, la reconnaissance officielle de cette liberté n'est pas acquise. Elle va nécessiter un combat long et difficile tant le sujet suscite de fantasmes, tant les règles de la société sont imprégnées dans ce domaine d'habitudes, de fatalisme et de dogmes jugés immuables.

Et pourtant, peut-on garder les mêmes bases de raisonnement dans une société en pleine mutation ? Une mutation dont la rapidité est unique dans l'histoire de l'humanité. Une première pour l'*Homo sapiens* ! Jamais le monde n'a connu pareil bouleversement de vie et de mœurs. En l'espace de cinquante ans, les découvertes scientifiques et médicales ont allongé comme jamais notre durée d'existence. Dans nos pays industrialisés, elle est passée, en un siècle, de quarante-cinq ans en moyenne à quatre-vingt-quatre ans pour les femmes, et à soixante-dix-huit ans pour les hommes. Avec un gain supplémentaire d'une année tous les trois ans. Dès à présent, 60 % des Français dépasseront soixante-quinze ans, et un sur trois vivra au-delà de quatre-vingt-cinq ans, essentiellement des femmes. À cet allongement de la durée de vie s'ajoute un changement physique et psychologique de l'individu :

aujourd'hui, le retraité de soixante-dix ans n'a rien à voir avec le vieillard de soixante-dix ans d'il y a seulement cinquante ans. Les centenaires vaillants se multiplient.

Nous avons inventé une nouvelle période de vie qui n'existait pratiquement pas il y a un siècle, mais la machine de la vie s'est emballée et nous ne parvenons plus à en contrôler les effets.

Définir la fin de vie devient de plus en plus difficile. Pour Jean Leonetti, la fin de vie concerne les personnes « pour lesquelles, à la suite d'une maladie, d'un accident ou d'une extrême vieillesse, le pronostic vital est engagé ». Cette définition se prête à de multiples interprétations, quand on sait que des maladies mortelles peuvent évoluer durant des années grâce à un traitement, et que l'extrême vieillesse ne signifie plus rien de précis. Un vieillard hémiplégique, atteint d'insuffisance cardiaque sévère et traité pour des escarres est-il en fin de vie ? Son pronostic vital n'est pas immédiatement menacé, mais son avenir est sombre à court terme. À l'inverse, un patient atteint d'un cancer à évolution lente peut vivre un temps indéfini. Son pronostic vital est en jeu, mais est-il pour autant en fin de vie ? Un président de la République a exercé deux mandats électoraux avec un cancer de la prostate métastasé, pendant qu'un de mes amis, atteint du même mal, n'a eu qu'un an de sursis. Le temps qui s'éternise avant de mourir modifie notre vision de la mort, et les angoisses pré et *post mortem*.

En ce qui concerne la période *post mortem*, les angoisses subsisteront jusqu'à la fin des temps puisqu'il s'agit d'une interrogation sans réponse. Depuis que l'humanité réfléchit à l'au-delà, elle n'a pas avancé d'un iota.

Une majorité se rassure encore en se fiant à la promesse religieuse du départ vers un autre monde, et se réjouit de vivre après la mort dans une béatitude éternelle. D'autres, de plus en plus nombreux, hésitent à croire à cet état idyllique auprès d'un Créateur dont ils doutent des capacités, compte tenu de la médiocrité de sa réalisation terrestre. D'autres enfin, en regardant la voûte céleste, sont convaincus du néant.

Qu'il s'appelle paradis ou nirvana, l'au-delà sera – on nous l'assure – sans souffrance... Juré, promis, mais... sans garantie puisque personne n'en est revenu. Le seul qui aurait fait le voyage aller et retour serait le Christ. Malheureusement il est resté étrangement silencieux sur son séjour là-bas, et ce silence nous laisse dans l'incertitude. Alors, que choisir : la vie dans l'au-delà ou le néant ? À chacun selon sa névrose... en sachant que, au moment de mourir, croire en l'autre monde n'est pas une garantie de sérénité. La promesse de se retrouver tous un jour, sous une forme ou une autre, n'est pas obligatoirement attractive. Si certains se réjouissent de revoir les êtres aimés, d'autres s'inquiètent de retrouver des individus qui ne leur ont pas laissé un souvenir impérissable. Et les croiser, pour l'éternité, leur semble peu compatible avec leur vision du paradis... Ils sont de plus en plus nombreux, les humains qui se disent : « Mieux vaut un bon néant rassurant qu'une grande fête collective au plaisir aléatoire. » Quant à ceux qui espèrent une réincarnation en sauterelle ou en éléphant, ils n'ont guère plus de garantie d'être exaucés.

Aussi, en ce qui concerne l'au-delà, nul ne peut estimer sa croyance supérieure à celle du voisin. L'après-mort reste un mystère absolu, et il revient à chacun de choisir l'hypothèse la plus rassurante pour calmer ses angoisses.

S'il paraît difficile de réduire radicalement les inquiétudes de la période *post mortem*, peut-être est-il possible de réduire les angoisses de la période *pré mortem*. Cette période que nous connaissons le mieux, car source potentielle de souffrances, est la seule sur laquelle nous puissions agir. Alors pourquoi s'en priver ?

Pendant des siècles de judéo-christianisme, la crainte majeure pour un croyant était de partir brutalement, sans avoir eu le temps de se préparer avant le jugement céleste. Car il était écrit : « Nul ne sait le jour et l'heure... » L'existence devenait une sorte de loterie d'une totale iniquité, puisque le pardon pouvait être accordé au tortionnaire, massacreur de femmes et d'enfants qui, sentant la fin proche, trouvait le temps de se repentir, alors que le malheureux don juan, divorcé, remarié, disparaissant brutalement en état de péché mortel, se voyait condamné aux feux éternels. La mort brutale était alors considérée comme une punition divine.

Aujourd'hui, c'est l'inverse. La mort lente s'envisage toujours avec angoisse, alors que la mort brutale en fin de vie est souvent vécue comme une chance, parce que économe de souffrances. Lorsqu'un parent vient de décéder brutalement, on entend souvent les proches reconnaître : « Quelle chance ! Au moins, il n'a pas souffert ! » Si, pour l'entourage, la brutalité d'un décès n'est pas facile à assumer, pour le mourant, c'est le rêve ! Et l'on perçoit dans l'intonation de ceux qui propagent la nouvelle une envie à peine voilée.

Alors, pourquoi cet idéal ne pourrait-il pas être le résultat d'un choix ? Une mort choisie, un départ planifié, et non une mort subie, un départ incertain et angoissant.

Car, à l'inverse, la mort lente inquiète de plus en plus. À tel point qu'on cherche à l'oublier toute sa vie, en remettant la réflexion à plus tard. On verra bien. On aura toujours le temps d'y penser.

Notre société refoule l'idée de mort. Elle l'exclut du débat. Peu d'articles, peu d'émissions, sauf en cas de scandale. Sujet pas assez vendeur. Pas assez d'écoute ! Surprenant pour l'unique thème commun à l'ensemble des téléspectateurs ! Seuls les petits enfants en parlent avec innocence. Pas longtemps : dès l'âge scolaire, le sujet devient tabou et disparaît comme un mal qu'il faut oublier. Pas un mot, pas la moindre réflexion dans l'enseignement. Même chez les étudiants en médecine, qui vont pourtant côtoyer la faucheuse pendant des années, le sujet n'est pas abordé. Plus tard, entre médecins, on en parle très peu. On se forme sur le tas. D'où les maladresses inhérentes à ce type d'apprentissage !

Bref, la mort est un sujet à oublier. Et vite ! Et pourtant elle concerne tout le monde, sans exception, puisque avec la naissance elle est le seul événement commun à l'ensemble de l'humanité. Aussi la mort se rappelle-t-elle à nous, parfois brutalement, à l'occasion de la disparition d'un ami, d'un parent ou d'un être cher. Ou plus tard, lorsque survient la maladie ou la vieillesse, elle vient nous susurrer qu'on a eu tort de l'oublier, et se venge de notre inconséquence : elle s'installe, prend son temps, fait mine de s'éloigner, revient, distille son silence, nous ôte une à une nos facultés, et reste parfois là, à nous regarder dans un long face-à-face.

Elle s'amuse ensuite à gérer ces petits maux qui sapent notre autonomie, qui laminent nos espoirs. Une tactique bien au point pour se faire désirer. Le départ si redouté devient alors délivrance. Combien de fois ai-je entendu des patients me dire : « Que la mort est lente à venir ! » « Mon heure est venue et j'attends. C'est long... »

S'il est de bon ton actuellement d'encenser la vieillesse, de quelle vieillesse parle-t-on ? S'il s'agit de cette période privilégiée où, jouissant d'une santé confortable et de moyens financiers suffisants, le retraité profite de son temps libre, personne n'en disconviendra. Mais la vieillesse, aujourd'hui, va bien au-delà : elle s'éternise dans une période de pré-mort marquée par la souffrance. Et cette étape de la vie se termine pour beaucoup dans un établissement collectif, plus ou moins spécialisé dans l'attente. Si j'ai lu nombre de textes encensant la vieillesse, je n'ai jamais lu de texte encensant la dépendance. Et pour cause !

Aussi, plus que la mort, nous craignons avant tout cette lente descente vers la dépendance, d'autant que les voies tracées par la société pour terminer nos jours ne sont pas faites pour nous rassurer. Ces institutions où l'on partage collectivement l'ennui n'ont rien d'attirant. Si, à la fin du XXe siècle, la génération d'après guerre s'est résignée au sort que la société lui avait réservé, acceptant des maisons de retraite souvent indécentes, des hôpitaux de long séjour concentrationnaires, ou des services psychiatriques spécialisés, je doute que les générations actuelles et futures se montrent aussi conciliantes. Et ce, pour plusieurs raisons. La génération du baby-boom, devenue papy-boom, a vécu une période unique de bouleversement des mœurs, et son exigence de jouir d'une qualité de vie est forte ; les femmes d'aujourd'hui − puisque le phénomène de dépendance touche prioritairement les femmes dont la longévité est supérieure à celle des hommes − n'ont plus la docilité d'autrefois ; de plus cette génération d'hommes et de femmes n'a pas − comme les précédentes − perdu ses parents à la guerre, mais les a souvent accompagnés, en désespoir de cause, dans des établissements spécialisés et en garde un souvenir blessé. Avec une pensée qui les hante : « Vais-je terminer ma vie comme eux ? » Enfin, cette génération qui a acquis en peu d'années tant de nouvelles libertés désire en conquérir d'autres.

Et au nom de quoi faudrait-il accepter cette « peine » de mort que certains sociologues ou psychologues présentent comme un phénomène incontournable ? De même que naguère les femmes devaient accepter comme une évidence la peine de souffrir en accouchant. Au nom de quelle malédiction céleste faudrait-il mourir obligatoirement dans la souffrance, et devoir appréhender ce moment de vie comme l'un des pires de l'existence ?

Pourquoi faudrait-il aussi accepter avec fatalisme le sort imposé par une société scientifique dont les moyens infaillibles nous font dégringoler de l'échafaudage de la vie, lentement mais sûrement, avec à chaque palier un peu d'autonomie en moins ? Comment ne pas être inquiet devant cet avenir de déchéance offert comme un privilège ? Pire, un privilège de pays riches ! Cette issue qui effraie tout le monde coûte de plus en plus cher. Joli privilège, jolie perspective à laquelle il ne faudrait pas toucher au nom de dogmes périmés.

Serait-ce la rançon à payer en contrepartie des bienfaits dont la médecine nous a fait profiter ?

Pour certains, le coût de cet allongement devient trop élevé, et ses bénéfices, douteux. Et de s'interroger : pourquoi faudrait-il brader notre dernière liberté et renoncer à ce droit de regard sur la fin de sa vie ? Au nom de quelle valeur suprême faudrait-il subir docilement le sort qu'on nous réserve ?

Sans parler de ceux que la société a déjà sacrifiés sur l'autel de l'économie. Nos hommes politiques, si pointilleux sur le sujet de l'euthanasie, ne se sont jamais préoccupés de l'avenir de ces 4 à 5 millions de personnes vivant chez nous en état de précarité, victimes de trente années de crise économique et qui vont, avec le papy-boom, vieillir comme les autres dans la dépendance. Qu'a-t-on prévu pour eux ? Où est le programme social et sanitaire destiné à les aider à vivre ? J'avais écrit le 8 septembre 1998 dans le journal *Libération* un article intitulé « Vieillesse et précarité : une bombe à retardement », dans lequel je tentais d'alerter les pouvoirs publics sur cette situation à venir, et je posais cette question : « Dans l'avenir, va-t-on rouvrir les hospices ? » En réponse, à ce jour, rien ! Pas la moindre ébauche de solutions. Le silence absolu, l'indifférence ! Une fois de plus, où sont passés les défenseurs de la vie ?

Voilà pourtant un vrai sujet de dignité humaine, de respect de la vie. D'une autre ampleur que ces discours byzantins pour savoir si réduire de quelques heures ou de quelques jours la vie d'un mourant est légitime ou non.

Je me suis longtemps demandé pourquoi les problèmes de fin de vie étaient toujours considérés par la société comme marginaux, pourquoi le législateur montrait tant de réticence à chercher des solutions à une question qui, théoriquement, concerne l'ensemble de la population. Mais est-ce vrai ? Une partie de la population serait-elle plus concernée que l'autre par les conséquences de l'allongement de la vie ?

Les femmes vivant plus longtemps que les hommes, ce sont elles qui ont leur conjoint à charge, elles qui se retrouvent seules et veuves, elles qui majoritairement occupent les maisons de retraite et autres établissements spécialisés, elles qui sont plus que d'autres candidates à la dépendance. Or nos décideurs médico-administrativo-politiques sont principalement des hommes. L'approche serait-elle la même si les problèmes de déchéance de fin de vie concernaient prioritairement les hommes ? Est-ce un hasard si 73 % des adhérents à l'Association pour le droit de mourir dans la dignité (ADMD) sont des femmes ?

Ce recours à une association pour défendre leur point de vue n'exprime-t-il pas un manque de confiance dans les instances masculines ? Une méfiance face à un machisme politique toujours rampant. Il suffit de se souvenir des insultes graveleuses de ce club masculin qu'est l'Assemblée nationale, lorsque fut abordé un autre problème intéressant préférentiellement les femmes : la loi sur l'interruption de grossesse. Celle qui défendit la loi entendit des propos d'une phallocratie de bas étage, digne de supporteurs d'un mauvais club de football. Brutalement le voile se levait sur la réalité des débats. Fini les discussions philosophico-métaphysiques. On était dans le vulgaire, dans la hargne crue. Les problèmes de société qui touchent avant tout les femmes sont toujours l'objet de réactions excessives de la part des hommes. Mais, bien sûr, il ne s'agit que d'une hypothèse...

Certains vont me dire : pour éviter les souffrances de la fin de vie, vous faites l'apologie du suicide. Or, c'est justement le contraire. Rendre les citoyens maîtres de leur destinée est un moyen de réduire les angoisses de l'incertitude de la fin de vie, d'éviter le désespoir, de permettre à ceux qui le veulent de partir lorsqu'ils l'ont sereinement décidé.

Car ce sont les états dépressifs si fréquents chez les personnes âgées qui les poussent vers un acte désespéré, souvent violent et aléatoire – neuf fois plus élevé chez les sujets de plus de quatre-vingts ans que chez les jeunes, et six fois plus élevé chez les femmes.

Pour illustrer ce point de vue, je comparerai deux situations, l'une que j'ai vécue, l'autre qui a défrayé la chronique.

Lors de mon enquête sur les institutions pour personnes âgées, j'ai visité, en présence du chef de service, un hôpital de la région parisienne, l'une de ces structures massives développées par l'Assistance publique de Paris dans l'après-guerre, où se trouvaient concentrées des centaines et des centaines de personnes âgées. Notre visite fut interrompue par le cadre soignant annonçant au chef de service qu'une pensionnaire du deuxième étage venait de tenter de se jeter par la fenêtre : « Par chance, nous l'avons retenue. Que va-t-on faire d'elle ? Elle dit qu'elle ne veut plus rester ici et désire mourir. » Le médecin répondit sans hésitation : « Installez-la au rez-de-chaussée. » Que cette femme ait bénéficié par la suite d'un traitement antidépresseur et d'un soutien psychologique, je n'en doute pas. Mais j'ai trouvé dans cette situation caricaturale une illustration de l'aveuglement de notre société : l'institution obligatoire, la dépression, la surdité de l'entourage...

Quoi de comparable entre la volonté de cette femme de mettre fin à ses jours par désespoir et la décision de la mère de Lionel Jospin ? Cette femme, âgée de plus de quatre-vingt-dix ans, sentant venir le temps de la régression, décide de partir avant que son corps et son cerveau ne l'aient trahie. Avec, en plus, le désir de ne pas peser sur ses enfants. Elle choisit sa date bien à l'avance, et au jour dit part comme prévu, sereinement, calmement, en absorbant des tranquillisants dans un geste d'autodélivrance.

D'autres exemples célèbres ont été rapportés dans la presse, comme celui du sénateur Quillot qui écrivit à ses enfants une lettre étonnante de sérénité avant de partir.

Peut-on réunir sous le seul mot de « suicide » ces deux attitudes ? La première, violente et liée à la dépression, répond à la définition exacte du dictionnaire. La seconde, décidée dans la sérénité, n'a pas de terme reconnu dans la langue française pour la définir. Voilà pourquoi, comme d'autres, nous avons adopté celui d'autodélivrance, car il évoque la liberté.

Si beaucoup ne sont pas décidés à franchir le pas, la simple idée de savoir que, le moment venu, ils auront la liberté d'échapper à la domination du hasard et de faire appel à quelqu'un pour les aider suffirait à rassurer.

Les détracteurs accuseront cette attitude d'individualisme absolu, d'égoïsme forcené. Égoïsme ? Peut-être, mais égoïsme généreux.

Pour avoir bien étudié le problème des institutions d'accueil pour personnes âgées et avoir travaillé quarante ans pour l'hôpital public, je ne crois pas aux lendemains qui chantent, surtout à une époque où le service public de santé est remis en cause. Je ne vois pas quel système économique sera assez riche pour financer des structures capables d'accueillir dignement une population de personnes âgées chaque jour plus importante, encore moins de financer pour tous des soins à domicile. Aussi y a-t-il dans la décision de quitter la vie collective une volonté de penser à soi en premier. Ma vie est mon affaire, et j'entends en gérer la fin, selon mes intérêts, mon objectif étant de souffrir le moins possible. Aux autres de s'en accommoder pour faire leur deuil.

Cette liberté peut donc être vue comme la manifestation d'un ultime égoïsme, la preuve d'un individualisme. Et alors ? N'est-ce pas le dernier luxe que l'être humain peut s'accorder ? Ne l'a-t-il pas mérité après une vie qui ne lui a pas offert que des moments heureux ?

Cette séparation, comme toute séparation, engendre chez les autres une tristesse d'abandon. Mais ne vaut-il pas mieux une séparation dans le regret qu'une séparation marquée par la lassitude et la culpabilité secrète d'avoir ressenti malgré soi des désirs de mort de l'autre ?

Car il y a aussi dans cette décision de partir une générosité. Comme un geste d'amour à l'égard de ses proches. Un moyen de leur éviter la charge d'une personne dont la dépendance pèse chaque jour un peu plus. Pas facile d'accompagner quelqu'un dans la déchéance sans éprouver au fond de soi, à un moment ou un autre, des pensées négatives. Aussi la crainte de peser sur les autres, sur ses enfants, sur ses proches est-elle un argument qui mérite le respect.

On ressent parfaitement cette dualité de sentiments dans le récit de Noëlle Châtelet [1], philosophe et fille de Mme Jospin, qui retrace l'évolution de ses sentiments,

---

1. Noëlle Châtelet, *La Dernière Leçon*, Le Seuil, 2004.

allant de la révolte à une lente compréhension... de cet égoïsme généreux.

La décision de partir à temps peut aussi résulter d'une analyse philosophique du monde, aussi généreuse que respectable.

Vouloir ne plus être à la charge de la société. Estimer que le coût économique nécessaire pour payer sa dépendance est excessif par rapport au bénéfice reçu.

Nous devenons une société de vieux, de plus en plus vieux. Demain, nous serons plus de 3 millions de dépendants, plus de 800 000 atteints de maladie d'Alzheimer. N'est-il pas légitime de s'interroger sur le poids financier que l'on va imposer aux autres, aux plus jeunes en particulier ?

Attention ! J'entends déjà les sirènes de la mauvaise foi : il veut éliminer les vieux pour des raisons économiques. Là encore, on se calme ! Je ne parle pas d'une quelconque décision de la société qui irait contre l'avis des citoyens, mais du respect par la société des décisions du citoyen. Tout autre raisonnement est incompatible avec ce que nous avons défendu jusqu'à présent : la liberté de chacun. Uniquement la liberté ! Sans dogme imposé, sans loi intrusive. Rien que la décision individuelle, personnelle, venant uniquement de soi... De soi et pour soi... Ai-je assez mis les points sur les i ?

Quand on songe à la qualité de l'avenir promis, on est en droit d'exprimer des réserves sur le coût économique et humain du système mis en place. Le rapport qualité/prix ne paraît pas excellent. Se poser cette question est donc tout aussi légitime, généreux et noble que de trouver naturelle la création d'un nombre de plus en plus élevé de structures spécialisées pour personnes dépendantes et de mobiliser de plus en plus de soignants pour traiter notre déchéance. Je serais même favorable à ce que la société utilise l'argent ainsi économisé par les volontaires à l'autodélivrance au profit de ceux qui, n'ayant pas fait le même choix, souhaitent finir leurs jours, lentement, dépendants, dans des structures adaptées à leurs multiples handicaps. Difficile d'être plus généreux avec ceux qui ne pensent pas comme soi !

J'ai même entendu des partisans de l'autodélivrance aller au-delà de ma réflexion, et proposer que leur corps serve pour la greffe d'organes à condition qu'on les aide à partir. Autrement dit que, en mettant fin à leur vie, ils en aident d'autres à poursuivre la leur. Pourquoi pas ? Je n'y avais pas pensé, mais quand on connaît le problème aigu des dons d'organes ! C'est une vision plus positive que de donner sa dépouille à la science. Tout cela peut paraître déplacé pour les doctrinaires, mais il y a tant d'aspects nouveaux à analyser quand on décide de réfléchir autrement. Puisque tout change dans notre vie, pourquoi notre vision de la mort resterait-elle immuable ?

Subsiste le problème de l'assistance lors de l'autodélivrance. Sujet qui fait débat.

« Eh bien, s'ils veulent se suicider, qu'ils se débrouillent ! » Tel fut le sens des propos glacés d'un membre de l'Académie de médecine lors des auditions de la commission parlementaire. Généreuse conception de la solidarité humaine !

La décision de partir, de quitter cette terre n'est jamais facile à prendre. Au nom de quelle doctrine égoïste faudrait-il refuser de répondre à la demande d'un proche qui souhaite ne pas vivre seul ce moment décisif de son existence ? J'aurais pu avoir ce raisonnement lorsqu'un collègue chirurgien m'a demandé de l'assister. Il était du métier, il aurait pu « se débrouiller tout seul ». Vaut-il mieux fermer les yeux et abandonner l'autre à la solitude de sa décision ? Ou être présent, l'aider, veiller à ce que son départ se fasse dans les meilleures conditions ? Où est la lâcheté, où est le courage ? Et si l'on traitait enfin la mort comme une étape de la vie ! Comme un moment où la solidarité aurait aussi sa place. Pourquoi se priver en de telles circonstances de la présence, du soutien, de l'amour des autres ? Quand on a vraiment aimé la vie, on ne souhaite pas rater son départ.

Car le législateur est toujours là, à l'affût, avec sa technologie médicale agressive, prêt à faire revivre de force celui qui vient de prendre des médicaments, même s'il a écrit explicitement et sereinement sa volonté de partir. C'est la peur de cette intervention intempestive venue de l'extérieur qui amène les partisans de l'autodélivrance à demander une assistance afin de garantir la réussite de leur acte. Je répondrai à ce membre de l'Académie de médecine sur le même ton : « Si vous voulez qu'ils se débrouillent, d'accord, mais au moins foutez-leur la paix. » Et cessez de lancer la justice aux trousses de celui qui, par amitié ou par compassion, l'assiste. Ou, pire, de demander une autopsie pour vérifier je ne sais quoi...

Nous l'avons déjà dit, l'aide à un non-crime devrait être un non-crime. Devant la nouvelle commission parlementaire, en 2008, Robert Badinter a confirmé qu'« on ne saurait poursuivre cette personne pour complicité de suicide [1] ».

---

1. *Libération,* 9 octobre 2008.

La France est, avec la Suisse, l'un des pays d'Europe où, théoriquement, la législation est la plus souple, car la plus imprécise.

En Suisse, l'article 115 du code pénal précise que serait puni « celui qui, poussé par un mobile égoïste, aurait incité une personne au suicide ou lui aurait prêté assistance ». Les tribunaux en ont conclu que ceux qui portaient assistance « sans motifs égoïstes » n'étaient pas concernés. D'où cette tolérance établie dans les faits, et la création d'associations comme Exit et Dignitas qui proposent leur aide aux patients dans des conditions bien définies. À ceci près que les pratiques financières de Dignitas sont, pour moi, inacceptables et représentent le type de dérapage qu'une loi devrait sanctionner.

Après s'y être opposée, en 2005, l'Académie suisse des sciences médicales a fini par tolérer que « dans certaines circonstances, l'assistance au suicide puisse être considérée comme faisant partie de l'activité du médecin : un soutien compétent et compréhensif sur la voie vers le dernier pas de la vie à la mort ». La Suisse reste le seul pays d'Europe, avec l'Estonie, à bénéficier d'une telle législation.

Alors que faire pour éviter les excès des uns et des autres, les circuits douteux d'un côté et les réanimations excessives de l'autre ? Voilà un vrai débat ! D'autant plus urgent à entamer qu'il va concerner une population vieillissante chaque jour plus importante. Contrairement à ce que l'on entend souvent, la question n'intéresse pas seulement une poignée de téméraires. Elle concerne non seulement les personnes en fin de vie, qui craignent la déchéance, mais aussi tous ceux qui subissent des souffrances chroniques intolérables, sans compter les patients en état végétatif dont la famille refuse l'acharnement palliatif. On peut ajouter encore tous ceux qui ne souhaitent pas franchir le pas, mais se sentent rassurés par la simple idée qu'ils pourraient, le moment venu, faire appel à quelqu'un pour les aider à partir. Dans une situation, non de fin de vie, mais comparable par son potentiel anxiogène, un ami quadriplégique, catholique, me disait : « Je crois que je n'aurai jamais recours à cette solution. Mais savoir que ce serait pour moi possible me changerait la vie, et ça réduirait mon angoisse. » De même, en Belgique, nombre de personnes qui défendent l'aide active au départ (euthanasie) savent qu'elles ne passeront jamais à l'acte, mais sont pour le maintien de la loi car elle leur offre une liberté. Et cette liberté n'est pas sans conséquences : en France, trois personnes sur quatre finissent leur vie en institution. En

Belgique, sur le petit nombre de ceux qui choisissent l'aide active au départ, il est intéressant de savoir que trois personnes sur quatre terminent leur existence à leur domicile, entourées des leurs, et en présence d'un médecin.

Pour l'autodélivrance, il reste la question des moyens permettant de partir en douceur avec le maximum de sécurité. On connaît les produits les plus confortables, les plus rapides et les plus sûrs, mais il est pratiquement impossible de se les procurer, surtout en France (ce n'est pas le cas en Belgique), et je ne vois pas, à court terme, le législateur en faciliter la vente, même en instituant un contrôle médical préalable pour s'assurer de la volonté de la personne et vérifier l'absence d'état dépressif.

Que reste-t-il au citoyen pour réaliser son projet : prendre certains médicaments dans le commerce, et à forte dose, sans avoir la garantie absolue du résultat, ou se payer un voyage en Suisse, mais ce n'est pas à la portée de toutes les bourses. Les changements de comportement viendront sans doute de sources inattendues : l'organisation des citoyens en associations parallèles comme Exit en Suisse, l'apparition de nouveaux médicaments à « double effet » et vendus dans le commerce. En Hollande, la fondation Wozz qui rassemble des chercheurs travaillant sur ce sujet a édité un guide : « Pour une mort humaine et choisie », destiné aux médecins, pharmaciens et autres professionnels concernés par les soins aux malades mourants. On y trouve exposée une analyse des méthodes employées avec une précision étonnante. Ou alors ce sera la vente sur Internet de produits fabriqués à l'étranger. Une solution sauvage qui se développera à l'insu de tous, en l'absence de contrôle, si, par dogmatisme, la société continue à refuser de réfléchir aux règles selon lesquelles elle pourrait offrir aux citoyens l'ultime liberté...

Et maintenant...

Qu'on le veuille ou non, le processus de reconnaissance du droit au départ, cette ultime liberté, est en marche.

Il y a une quarantaine d'années, le cancérologue Léon Schwartzenberg se faisait sanctionner pour avoir écrit un livre dans lequel il reconnaissait avoir aidé des patients à mourir. Scandale ! Le monde de l'hypocrisie monta au créneau. Le conseil de l'ordre le condamna. Et pourtant il se contentait de révéler avec plus d'honnêteté que d'autres ce qui était pratiqué dans les hôpitaux.

En 1980, devant le silence du monde politique, des citoyens se regroupent pour la première fois en association pour réclamer leur droit de mourir dans la dignité. Trente-cinq ans plus tard, ils sont 44 000 adhérents en France et l'ADMD est présente un peu partout dans le monde.

Au cours des dix dernières années, les « affaires » ont défrayé la chronique, obligeant les hommes politiques à sortir de leur réserve. Aujourd'hui, l'aide active au départ (euthanasie) est sur la place publique. Il est possible d'en parler sans être traité de criminel, d'assassin ou de nazi. On assiste, avec les lois récentes, à un lent mais indiscutable transfert des responsabilités médicales et juridiques vers le citoyen. En réalité, ce n'est pas le législateur qui dirige ce courant, c'est le courant qui l'entraîne.

À trois reprises, il a dû reconnaître que, dans certaines circonstances, la lutte contre la souffrance pouvait supplanter le dogme du « respect absolu de la vie » : en mettant un terme à l'acharnement thérapeutique ; en dépénalisant le « double effet » des drogues ; en acceptant que le malade refuse des thérapeutiques, même susceptibles de prolonger sa vie. Par là, il justifie, sans vraiment le reconnaître, le droit à une aide active au départ (euthanasie) et à l'autodélivrance. Ce changement de priorité dans l'ordre des valeurs représente une révolution culturelle.

Malheureusement, les lois manquent souvent de courage et de clarté. Elles laissent la société dans le doute, le flou, l'ambiguïté. En maintenant une épée de Damoclès au-dessus de la tête des médecins qui succomberaient à la compassion, elles perpétuent l'euthanasie clandestine. Aujourd'hui, de nombreux soignants sont convaincus du bienfait d'une aide active au départ, mais ils ne sont pas prêts pour autant à passer en procès, à se retrouver sous les feux de l'actualité et à risquer la prison. L'altruisme a ses limites ! Et le monde médical n'est ni plus ni moins courageux que le reste de l'humanité. La plupart renvoient le législateur à ses responsabilités et attendent une évolution de la loi.

Si la loi Leonetti a été un progrès dans certains domaines, elle reste insuffisante, ambiguë, parfois inacceptable par ses tolérances mêmes. En tout cas, elle ne peut être une conclusion, tout au plus une étape modeste.

Il faudra encore du temps pour amener les législateurs à respecter l'ultime liberté des individus. Mais l'évidence peu à peu s'impose. Au retour du congrès de l'European Association of Palliative Care, le Dr Bernard Devalois, président de la Société française pour l'accompagnement et les soins palliatifs (SFAP), écrivait dans le bulletin de l'association : « J'ai également été frappé par la présence assez forte des représentants hollandais et belges qui assument et revendiquent à la fois leur investissement en faveur des soins palliatifs... et la pratique de l'euthanasie. Pour eux, cette pratique fait quasiment partie des outils de l'accompagnement de fin de vie. Cette banalisation m'interpelle beaucoup [1]. »

Les piliers du temple seraient-ils en train de vaciller ?

Si les médecins belges ont parfaitement intégré l'euthanasie dans leur responsabilité professionnelle, au même titre que les soins palliatifs, ou plutôt en complément des soins palliatifs, pourquoi en serait-il autrement des médecins français, ou des médecins de tout autre pays ? Quand on compare la mort dramatique et clandestine de Chantal Sébire, réclamant à cor et à cri qu'on l'aide à mourir, avec le départ simultané de l'un des écrivains belges les plus connus, Hugo Claus, atteint de la maladie d'Alzheimer, qui a obtenu la possibilité de partir dans un climat de parfaite sérénité, on se demande où se trouve le peuple le plus civilisé.

---

1. Bernard Devalois, « Les éditos de la SFAP », juin 2007.

Si, en France, le monde politique s'avère incapable de trouver des solutions valables, il faudra bien qu'un jour les citoyens répondent directement à la question : êtes-vous pour ou contre l'aide active au départ (l'euthanasie) chez les malades atteints d'affection mortelle ou d'une maladie chronique incurable, source de souffrances incontrôlables et désirant partir ? En sachant que, pour une fois, ce vote correspondra à un engagement personnel. Impossible de biaiser par un mouvement d'humeur contre la politique générale du gouvernement.

Nombre de soignants attendent un éclaircissement de la loi. Et je peux affirmer que ceux qui aident au départ sont chaleureusement remerciés par les familles, soulagées d'avoir trouvé auprès d'elles un être humain capable de les entendre. Personnellement, j'ai reçu des dizaines et des dizaines de lettres poignantes, pleines de gratitude pour avoir accompagné leur proche jusqu'au bout et lui avoir épargné l'inutile. Mon seul regret est d'avoir subi cette insupportable clandestinité. Pourquoi faut-il se cacher quand on soulage les souffrances des autres ?

À ceux qui gardent des positions de principe, j'aimerais dire combien la vie se charge de nous faire évoluer. Quand la maladie est là, destructrice, envahissante, occupant jour après jour le terrain de la vie, les dogmes s'effacent devant la réalité. Dans de telles circonstances, nul n'échappe aux questions existentielles : vais-je me laisser détruire ? Vais-je accepter de ne plus être moi-même ? Quelle image vais-je laisser aux autres ? Y a-t-il un stade que je n'entends pas franchir ? un stade où vivre n'aura plus de sens, et où il sera préférable de partir ? Quelqu'un sera-t-il là pour m'assister ?

Ces interrogations sont là, omniprésentes, même si certains les écartent au nom de leurs convictions religieuses.

Et moi, aurais-je aujourd'hui la même opinion sur la fin de vie si je n'avais pas, en tant que médecin, été confronté en permanence à la souffrance des autres ? Très probablement j'aurais un avis plus théorique, plus idéologique. Dans cette profession, la maladie nous place dans des situations imprévues, difficiles à affronter, qui font découvrir autrement l'existence. Un choc parfois brutal entre les raisonnements abstraits et la réalité humaine.

Quand il s'est assis face à moi, je l'ai immédiatement reconnu. Nous avions travaillé ensemble, quelques années auparavant, lui comme chirurgien, moi comme médecin. Une collaboration claire et efficace. Que de bons souvenirs ! Nous avions le même âge : la quarantaine. Lui n'avait pas changé, seul manquait son légendaire sourire. Sans un mot, il me tendit son scanner, et en un instant tout le plaisir que j'avais de le revoir disparut : son foie était truffé de métastases plus grosses les unes que les autres. Irrécupérable. On s'est longuement regardés en silence. Quand je lui ai demandé ce qu'il attendait de moi, sa réponse fut claire : « Je sais que je suis foutu. Il faut que tu m'aides quand je l'aurai décidé ; je n'ai pas envie de traîner.

– Pourquoi moi ? On ne s'est pas revus depuis deux ans.

– Parce que j'ai confiance en toi. Je sais que tu le feras. »

D'où lui venait cette certitude ? Il m'était impossible de refuser, de lui rappeler que, lui étant médecin, je n'étais peut-être pas indispensable pour...

J'ai accepté, sachant que nous allions commencer un voyage difficile. Et il le fut. Un accompagnement d'abord chaque semaine, puis au jour le jour. Avec tout ce qu'il fallait d'antalgiques. Des hauts et des bas. Il voulait ne pas souffrir mais rester conscient le plus longtemps possible pour voir sa femme et embrasser ses enfants. La morphine, je le savais, n'est pas magique. La médecine n'obéit pas à la loi du tout ou rien. Il ne suffit pas de prescrire, il faut doser, adapter. Avec la même posologie, on obtient un jour faste, un autre néfaste. Une nuit bonne, l'autre dure. Faut-il vivre ces incertitudes pour y croire ? Un soir, il m'a dit : « C'est décidé. C'est pour demain. Je ne veux pas aller plus loin. Avec ma femme, on est d'accord. Je compte sur toi. » Le lendemain, j'ai préparé moi-même la solution avec plein de produits illicites. Une infirmière m'a aidé à poser la perfusion. Toute l'équipe était au courant, toute l'équipe approuvait. J'ai mis en route le goutte-à-goutte. Mon collègue chirurgien a regardé la perfusion. Il était particulièrement calme et détendu. Sa femme aussi. Nous nous sommes assis chacun d'un côté du lit, lui tenant la main. Il n'a rien dit, nous a souri. C'est lui qui serrait le plus fort comme pour nous donner du courage. Il s'est endormi calmement avant de partir définitivement. Sa femme et moi sommes restés à son chevet un temps infini. Seuls, loin des hommes et de leurs certitudes. Quand elle a cessé de pleurer, elle m'a remercié. Nous nous sommes quittés. Je suis rentré chez moi, ma famille m'attendait.

Sa femme est revenue me voir deux mois plus tard pour me remercier de nouveau d'avoir été là et d'avoir répondu au souhait de son mari. Je n'ai jamais oublié ces moments. Je n'ai jamais éprouvé l'ombre d'un remords, l'ombre d'une culpabilité, l'ombre d'un regret. J'étais même fier que cet ami chirurgien m'ait choisi, qu'il m'ait accordé sa confiance. J'étais profondément heureux d'avoir pu lui offrir ce qu'il attendait de moi, en tant que médecin : une fin calme et désirée.

I have a dream

Et si un jour on inversait la tendance ? Si on ne mourait plus dans une maison de retraite, un hôpital de long séjour, une réanimation, un service de soins palliatifs ou une institution psychiatrique ? Si on ne mourait plus en solitaire, loin des siens, au cours d'une nuit sombre et angoissante, entouré d'un personnel débordé incapable de vous tenir la main ?

Et si un jour on mourait à nouveau chez soi, le jour décidé, avant que les souffrances ne deviennent insupportables ? Si on mourait entouré des siens sans que cette situation culpabilise les uns et les autres, sans qu'elle coûte une fortune à l'ensemble de la famille ? Si on mettait dans la chambre des fleurs (interdites dans les hôpitaux), une petite musique ? Si l'été on ouvrait la fenêtre pour voir ce ciel aussi fascinant que mystérieux ? Si on restait assez lucide jusqu'au dernier moment pour dire adieu aux uns et aux autres ? Si on en profitait pour dire un mot gentil à ceux qui nous ont soigné ? Si le temps était venu de pardonner à ceux qui nous ont traité de tous les noms quand nous défendions des idées humanistes ?... Bref, si on pouvait partir en paix, ou tout au moins avec le maximum de signes d'amour et d'amitié autour de soi, la mort ne serait plus cette catastrophe annoncée. Elle prendrait un visage humain, et redeviendrait ce qu'elle n'aurait jamais dû cesser d'être : une phase de la vie.

I have a dream...

Remerciements

Remerciements à Chloé Radiguet pour sa lecture attentive, à Gilles Antonowicz et Claudine Lassen pour les
documents fournis, à Solen Kerourédan pour son aide
dans l'analyse des documents.

TABLE

Pour l'éditeur, le principe est d'utiliser des papiers composés de fibres naturelles, renouvelables, recyclables et fabriquées à partir de bois issus de forêts qui adoptent un système d'aménagement durable.

En outre, l'éditeur attend de ses fournisseurs de papier qu'ils s'inscrivent dans une démarche de certification environnementale reconnue.

* 9 7 8 2 2 3 4 0 6 1 9 5 8 *